부드러운 움직임의 길을 찾아

The Body of Life
by Thomas Hanna

Copyright © 1979, 1980, 1993 by Thomas Hanna
All rights reserved.
This Korean edition was published by Sophia in 2013 by arrangement with Thomas Hanna
c/o Healing Arts Press, Vermont through EYA(Eric Yang Agency, Inc), Korea.

이 책의 한국어판 저작권은 에릭양 에이전시를 통한 저작권자와의 독점계약으로
도서출판 소피아에 있습니다. 저작권법에 의해 한국 내에서 보호를 받는 저작물이므로
무단 전재와 복제를 금합니다.

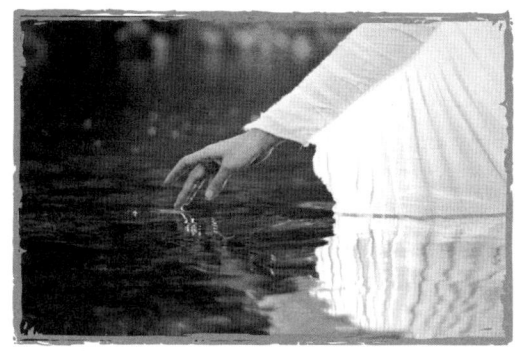

부드러운 움직임의 길을 찾아
토마스 하나의 생명의 몸

토마스 하나 지음 | 김정명 옮김

소피아

| 역자 서문 |

 몸에 대한 서양인들의 사고방식의 혁명을 일으킨 책, 토마스 하나의 《생명의 몸》이 드디어 출간된다. 1979년 초판이 발행된 이후 30년 넘게 판을 거듭하면서 오늘날까지 아마존의 스테디셀러로 자리 잡고 있는 이 책의 원동력은 어디에 있는 것일까? 이 책은 서양인의 몸에 대한 태도를 바꾸어 놓고 참다운 웰빙과 힐링의 근원이 된 명저이기 때문이다. 나는 이 책이 우리나라에서도 '몸의 혁명'을 일으킬 것으로 기대한다.
 1900년대 후반부터 서구에서 일어난 몸에 대한 관심과 웰빙 바람은 '생명의 몸'에 대한 철저한 반성과 자각에서 시작되었다. 이 책은 오늘날 문화상업주의에 의해 서구로부터 불어온 웰빙 바람이 우리에게 얼마나 왜곡된 형태로 나타나 있는가를 보여주기도 한다. 명품에 열광하고 몸짱, 얼짱이 아니면 시대나 유행에 뒤떨어진다는 사고방식 등은 분명 우리 웰빙 문화의 삐뚤어진 모습의 한 예

다. 진정한 몸살림과 그 내면으로부터 아름다움을 찾는 일이 실종되어버렸기 때문이다. 학교폭력, 자살, 중독, 생태 파괴주의 등 몸의 폐기와 생명의 위협은 이제 우리 삶과 유리되지 않은, 보다 보편적 현상이 되어버렸다. 하여 이 책의 출간은 더욱 큰 의미를 지니게 된다. 무엇보다 고령화시대에 만성질환으로 고통 받고 있는 수많은 사람들과 이들을 돌보는 가족이나 의료인에게 '생명의 몸'이란 과연 무엇이고 그것을 어떻게 다뤄야 하는지 등에 관하여 좋은 지침서 역할을 해줄 것이다.

이 책은 '생명과 몸'에 대한 새로운 시각을 제공하면서 우리가 노화의 과정으로 알고 있는 다양한 만성통증 문제해결의 단초를 제공한다. 그뿐 아니라 서구에서 이미 반세기 전부터 바람을 일으킨 '몸학 교육(Somatic Education)'의 정체가 무엇이며 이것이 어떻게 최근의 신경과학, 뇌과학과 연결되어 있는지 밝히고 있다. 이 새로운 알아차림(awareness)의 교육은 이미 부드러운 바람을 일으키며 세계를 변화시키고 있다. 오늘날 우리 사회의 화두로 떠오른 힐링도 '몸학'의 탄생과 연결되어 있음을 알 수 있다.

토마스 하나가 이 책에서 주장하는 몸학 교육은 단순히 만성통증 해결을 위한 물리요법이나 신체교육이 아니다. 그것은 '지금 여기'의 알아차림을 통하여 내면으로 체험된 몸이 스스로 만들어내는 놀라운 세계에 대한 흥미로운 탐구과정이다. 이 책을 보면, '움직이면 살고 멈추면 죽는다'는 단순한 사실에서부터 인간의 사고가 몸의 움직임에서 비롯되었다는 것을 알 수 있다. 우리의 신체적 감각과 감성, 이성, 영성이 전인격적으로 통합되어 있으며 오른쪽 뇌와 왼쪽 뇌의 신비스러운 결합과 신경근육계의 관계에 이르기까지, 최근 봇물처럼 쏟아지는 뇌과학 연구 결과가 몸학의 세계에서 이미 논의된 사항임을 알게 된다.

《생명의 몸》은 오래전부터 이러한 문제의식을 가지고 체육을 공부하던 나에게 몸에 대한 편견을 완전히 씻어준 책이다. 생명의 몸인 소마(soma)를 단순히 물리적인 대상(body)으로 취급해서는 안 될 일이었다. 정신과 물질, 영혼과 육체라는 서구의 이원론적 도식에서는 도저히 찾아내기 어려웠던 살아 있는 몸의 정체를 밝혀낸 글이다. 저자가 본문에서 밝히고 있는 바와 같이 생명의 몸은 "단순한 '물체'가 아닐 뿐 아니라 '마음' '정신' '영혼' 또는 인간의 '심상(心象)'과도 다른 개념"임을 분명히 한다. 그리고 그것은 "인간의 머릿속을 복잡하게 하는 모든 종교적, 철학적인 추상개념 그 이상이며, 태초부터 지금까지 늘 그러했다". 토마스 하나는 소마를 고체라기보다 움직임의 프로세스로 표현하고 있다. 그것은 생명과학이나 첨단물리학의 관점에서도 틀린 이야기가 아니다. 살아 있는 몸의 프로세스란 감각 기능은 물론 감성적, 인지적 기능을 소유하고 있으며 인간 소마의 경우, 영성까지 연결된다. 여기에 심신이원론이 비집고 들어갈 자리는 없다. 그는 몸이야말로 이 우주에서 생명의 유일한 존재방식이라는 사실을 과학적 언어로 쉽게 알려준다.

개념을 넘어서지 않고서는 진리를 만나기 어렵다. 진리를 만나기 위해서는 몸으로 돌아와야 한다. 토마스 하나는 바로 진리를 만나기 위해 생명의 몸으로 돌아온 사람이다. 이 책을 쓰기 전에 그는 실존주의자요, 현상학자였다. 개념의 굴레를 벗어날 수 없는 인문학자였다. 현상학, 신경과학, 진화생물학 등 다양한 각도에서 몸을 탐구하다가 그가 찾은 곳은 몸이 있는 현장이었다. 현장에서 사람들과 만난 후 그는 몸학 교육자며 바디워크 전문 치유사가 되었다. 이 책은 그가 치유사가 된 후 몸으로 찾은 진리의 고백서다.

그는 '생명의 몸'에 알맞은 단어를 그리스어 고전에서 찾아내야 했다. 서양에서 이원론이 본격적으로 지배하기 시작한 헬레니즘 이전에 사용했던 언어에 의해서만 그 뜻을 분명히 할 수 있었을 게다. 그것이 바로 '소마(σωμα)'다. 때문에 역자는 그 단어를 번역하는 데 있어서 우리 고어 아래 아(·)를 사용한 '뭄'이란 용어나 몸뚱이와 차별화된 의미로 쓰였다는 '뮈욤'이란 용어도 고려해보았다. 그러나 '소마'가 이 책의 상징적 용어인 만큼 외래어를 그대로 살려두기로 했다. 또한 우리말로 몸이라는 표현 자체가 생명과 뗄 수 없는 용어인 만큼, 그것이 형용사로 다른 말과 함께 쓰였을 때에는 '몸학' '몸학 교육' '몸적' 등과 같이 '몸'이라는 용어를 그대로 사용하였다. 이렇게 번역된 형용사 '몸적(somatic)'은 여기서 '개인의 내면과정에서 스스로 일어나는 알아차림이나 학습과 관련된'이라는 의미로 다루어진다.

이 책을 쓰기 전에 저자는 《몸의 혁명: 몸학적 사고의 입문(Bodies in Revolt: A Primer in Somatic Thinking)》(1970)이라는 책을 저술함과 동시에 몸학회(Somatics Society)를 구성하였다. 이것은 그가 1965년부터 플로리다 대학 철학과 교수를 역임하는 동안 이루어낸 성과였다. 이어 1973년 샌프란시스코의 HPI(Humanistic Psychology Institute) 대학원 과정 책임을 맡은 그는 모셰 휄든크라이스(Moshé Feldenkrais)를 초빙교수로 초청하였다. 그리고 1975년 미국 최초로 기능통합(Functional Integration) 수련과정을 만들어 스스로 배우며 휄든크라이스 요법을 미국에 소개하기 시작하였다. 또한 1976년부터 학술저널 《소매틱스(Somatics)》를 연 2회 이상 펴내면서 학문공동체에 몸학의 탄생을 알렸다. 그에게 철학은 더 이상 언어의 유희에 그치는 분야가 아니라 생명의 몸, 즉 삶의 현장과 소통하는 몸학의 창구가 된 것이다. 1990년 불의의 교통사고로 세상을 떠난 후에도 《소매틱스》는 연 2회 계속 발간되고 있으며 몸학의 전통을 전 세계에 뿌리내리고 있다. 《몸학회원들에게 보내는 편지》(1988)에서 그는 몸학에 대하여 다음과 같이 기술하고 있다.

몸학은 우리 자신에 관한 사고방식의 균형을 회복하고 있다. 이성적 인간을 의미하는 호모사피엔스 등의 표현에서 보는 바와 같이 무엇보다도 인간을 지식의 창조자로 정의하던 해묵은 경향을 수정하고 있는 것이다. (……) 희랍 전통은 우리 인간 자신을 본질적으로 열등한 '몸(body)'에 상반되는 '마음(mind)'으로 표상하고 있었다. 마음은 반성하고, 관찰하고, 판단하는 등 높은 차원의 일을 하고, 몸은 행위하고 만들고 움직이는 등 낮은 수준의 일을 한다고 믿었다. 이러한 가정의 배경에는 인간의 몸 기능을 '수동성'으로 간주하는 잘못된 개념이 자리 잡고 있다. (……) 몸학은 인간의 몸에서 일어나는 결코 수동적일 수 없는 감각과 운동이 분리불가임을 인식하고 있다. 사유와 행위는 계속 순환하는 하나의 감각-운동 피드백 루프(loop)의 다른 단면일 뿐이다. 이 점은 진정한 철학이 인간을 이론적이고 합리적 존재로만 볼 것이 아니라 실제적이고 창조적 존재로 보아야 함을 반증한다. 이것은 인간을 단지 세상을 관조하고 이해하는 수준의 수동적 관찰자로서가 아니라 세상을 변화시켜나갈 힘으로서의 인간 존엄성과 잠재력을 회복시키고 있다.

내가 몸학을 처음 접한 것은 1984년으로 거슬러 올라간다. 당시 나의 박사과정 지도교수였던 오하이오 주립대학의 세이무어 클라이만(Seymour Kleinman) 교수가 바로 미국 체육계에 몸학을 소개한 인물이었던 것이다. 클라이만은 1983년, 미국 중서부의 주요대학 빅텐 체육지식 컨퍼런스(The Big Ten Physical Education Body of Knowledge Conference)에서 토마스 하나를 발제자로 초청하였다. 이때 그가 발표한 논문 〈몸학 교육으로서의 신체교육: 미래의 시나리오〉는 미국 몸 문화계에도 상당한 반향을 일으켰다. 그의 발표에서 드러나 있듯이, 미국인이 몸에 대한 기존 개념을 수정하고 건강과 행복의 중심에 '생명의 몸'을 위치시키게 된 것은 이 몸학 교육의 발전과 무관하지 않다.

또한 몸학은 학문적 기반에 갈급해 있던 1980년대의 다양한 대체요법사들은 물론 문화연구가, 철학자, 예체능 분야의 실기전문가와 학자들, 동양무예 수련가, 카이로프랙터, 물리요법사들에게 큰 반향을 일으키며 조용히 성장해갔다. 또한 제도권 의료진이 상당수 가입하여 몸에 대한 또 다른 차원의 연구로서 그 임상적 전문성과 가치를 공인받기에 이르렀다. 1990년대에는 매해 국제몸학회 (International Somatics Congress)가 열릴 만큼 몸학에 대한 학계 및 현장의 관심은 고조되었다. 이때부터 미국의 주요 의과대학에서도 몸학의 세계를 구체적으로 탐구하는 전문분야가 만들어지기 시작하였다.

1999년 초, 내가 캘리포니아 에로해드 스프링스 컨벤션 센터에서 열린 국제몸학회의에 미국 인간심리학회 몸학분과(AHP Society for the Advancement of Somatics) 초청으로 방문하였을 때, 몸학의 동향은 물론 서구인의 치유에 대한 관심과 열정을 읽을 수 있었다. '몸의 지혜'라는 주제와 함께 4박 5일 동안 이루어진 이 행사에 참여한 인원만도 500명 이상이었고, 이미 알려진 휄든크라이스와 알렉산더 테크닉, 롤핑 전문가 이외에도 E. C. 하나, 루벤필드, 에스톤, 콘라드, 레나드, 마쳐, 콜드웰 등 대표적인 몸학 교육자들이 발표에 임했다. 뿐만 아니라 몸학적으로 새로 개발된 응용요가요법, 수중요법, 걷기요법, 소리요법, 힐링 터치라는 에너지요법, 브레인 짐이라고 불리는 일종의 두통 해소요법 등 현대문화에 적절히 배합되어 고부가가치를 올리고 있는 다양한 요법들이 소개되었다.

이들 요법 중에는 이미 학계 및 의료계 등 제도권의 공인을 받아 확산되는 것도 있었지만, 상당수는 여전히 제도권과 무관하게 문화운동의 차원에서 이루어지고 있었다. 여기서 주목해야 할 것은 대부분의 요법들이 그 기원이나 방법적 체계는 다양하지만 몸학으로 불리는 총체적 접근을 공통분모로 하고 있다는 점이다. 따라서 모든 발표는 시연과 함께 이루어졌고 논리적, 분석적 내용보다는 예술적, 총체적 상황에 초점이 맞추어져 있었다. 또한 이들의 상당수가 자신의 요법이 동양사상이나 문화에 지대한 영향을 받았음을 밝히고 있었다. 심지어 동양문화와의 연계가 없으면 몸학 대열에 낄 수 없는 것처럼 그 연관성을 강조하는 경향도 눈에 띄었다. 중국이나 일본의 전통의료나 기공학교에 서구인의 발길이 끊이지 않는 현상이나 우리나라를 찾는 서구인들이 전통수련법에 큰 관심을 보이는 것도 이러한 서구의 경향과 무관할 리 없다.

몸에 대한 우리나라 사람들의 태도가 본디 오늘날과 같이 척박한 것은 아니었다. 비교적 가까운 과거인 이조시대 유교사상에서도 부모로부터 받은 우리 몸을 터럭 하나 함부로 훼손해서는 안 된다(身體髮膚受之父母)고 했고, 자신의 몸을 소중히 여기는 것이 효의 근본임을 가르쳤다. 또한 불교의 가르침에서도 몸이 수행의 근본임을 놓친 법이 없었다. 우리의 고유 사상과 수련 속에서도 몸을 생명으로부터 분리시키지 않았다. 몸은 마음자리를 찾는 유일한 통로였고 생명의 구현이었다. 때문에 이 책에서도 저자는 동양의 몸 문화 전통과 몸학의 유사성 및 상호연관성을 강조한다.

그러나 분명히 알아야 할 것은 동양의 수련법이 곧 몸학 교육은 아니라는 점이다. 본문의 내용에서도 볼 수 있듯이 유도 마스터였던 휄든크라이스를 제외하고 몸학 교육자들 대부분은 동양 수련법과 관련이 없다. 그 역시도 물리학과 공학, 생체과학을 공부한 철저한 과학자였을 뿐이다. 그러나 독일의 체육교사 엘자 긴들러(Elsa Gindler)와 그녀의 제자인 샤를로테 셀버(Charlotte Selver)의 감각각성법(SA: Sensory Awareness)이 동양의 선(禪) 수련 전통과 매우 흡사하듯이 토마스 하나가 소개한 몸학 교육은 동양의 수련전통과 상당 부분 맥을 같이한다. 이에 따라 그는 몸학의 카테고리 안에 동양의 요가와 태극권 등 동양의 전통수련을 포함시키는 데 주저하지 않았다. 문제는 그것이 우리에게는 문화적으로 익숙한 전통일 뿐이지만 서구인에게는 문화적 원자재가 되었다는 사실이다. 서구인들이 동양의 귀한 문화적 원자재를 현대과학과 결합하여 고부가가치 제품을 만들어냈다고 보는 편이 타당할 것이다.

이 책을 통해 우리가 배워야 할 것은 우리들의 귀한 몸문화적 전통을 과학의 기반 위에 재조명하는 방법이다. 그것이 곧 몸학이다.

우리나라가 과학을 바탕으로 정보통신 혁명의 주역이 되었듯이 우리의 다양한 수련법들도 몸학적 접근을 통하여 고부가가치를 올리는 제품이 되지 못할 이유가 없다. 그러기 위해서는 이 책에 소개된 생명문화의 기반인 '생명의 몸' 즉, 소마와 몸학을 철저히 음미할 필요가 있을 것이다. 이 책의 제목을 '부드러운 움직임의 길을 찾아'라고 원제(생명의 몸-알아차림과 부드러운 움직임의 길을 찾아)의 부제에 해당하는 내용으로 선정한 이유는 여기에 있다. 몸학에 대한 우리의 이해만큼이나 그 실천의 중요성을 강조하기 위함이었다.

이 책의 내용은 크게 네 부분으로 나뉜다.

우선 '저자 서문'과 '머리말'에는 생명과 몸(soma)에 관한 저자의 명쾌한 해석이 들어 있다. 다소 무게감이 있는 글이지만 이 분야를 진지하게 공부하는 사람이라면 반드시 이 부분을 먼저 읽기 바란다. 그러나 실용적 입장에서 가벼운 마음으로 이 책을 읽으려는 독자라면 1장인 '소마의 네 가지 차원'에 나오는 여러 가지 임상적 사례를 먼저 읽어도 무방할 것이다.

2장인 '몸학 교육'은 몸학이 어떻게 신경과학과 밀접하게 연결되어 있는지를 보여주고 있다. 몸학 학습의 본질이 무엇인지 신경생리학을 기반으로 설명한다. 요컨대 몸학적 관점에서 학습의 핵심은 쉽고 효율적인 패턴을 배우는 것이다. 우리 삶에서 힘들고 비효율적인 움직임의 패턴을 찾아내어 그것을 효율적 패턴으로 바꾸는 것이다. 그 패턴의 변화는 곧 삶의 변화로 이어진다. 자세가 삶을 바꾼다는 말도 여기서 나온 것이다. 습관이 삶을 바꾼다는 말도 같은 맥락의 이야기다.

이러한 움직임 교육이 인간의 전인적 발달에 어떻게 영향을 미쳐 왔을까? 그에 대한 사례는 2장의 후반부 '몸학 교육자'들 이야기에서 자세히 살펴볼 수 있다. 사실 토마스 하나가 몸학(Somatics)을 명명하기 이전부터 현장에서의 몸적 접근(somatic approach)은 기능 장애를 겪는 사람들의 기능 향상을 위해, 치유를 위해, 교육을 위해, 인간 존엄성 회복을 위해 끊임없이 연구되고 적용되고 있었다.

비교적 짧은 마지막 장인 '원형의 소마, 몸성'에서는 의미심장한 이론이 제기된다. 저자가 본격적으로 몸학의 현장에 뛰어든 계기가 된 휄든크라이스의 기능통합(FI)에 대한 탐구를 통해 '몸성'의 존재를 하나의 가설로 제기하고 있는 것이다. 이 근원의 생명력은 무의식에까지도 영향을 미치고 있으며 이에 대한 연구가 이제 우리에게 남겨진 숙제다. 뿐만 아니라 여기에는 생명의 근원과 만나기 위한 명상과 기도, 그 깊은 침묵으로 들어가 궁극적 영성을 추구하려는 사람들에게까지 연구거리를 제공한다.

사실 이 책을 개인적으로 즐겨 읽다가 번역을 시작한 지는 꽤 오래되었다. 이 책에 담겨진 소중한 메시지는 지난 20여 년간 우리나라 교육계는 물론 의료계, 문화계, 종교계 등에 이 부족한 사람에 의해 부분적으로 소개되었다. 그러던 중 2007년 지도교수였던 세이무어 클라이만 교수의 한국 방문을 계기로 명지대학교에 한국몸학연구센터(Korea Somatics Institute)를 설립하였고 《몸으로 떠나는 여행: 중독치유와 새 삶을 위한 몸 중심 심리요법》(한울출판사)을 출판하기도 했다. 이후 우리나라에서도 몸학이 조용한 반향을 일으키는 것을 보고 용기를 내어 대중적 출판을 결심하게 된 것이다. 현재 한국연구재단의 지원을 받아 진행하고 있는 《예술지성: 몸의 논리》(가제)의 중심 아이디어 중 하나가 《생명의 몸》에 담긴 아이디어에 상당 부분 의지하고 있음을 느끼고 이 책을 먼저 번역 출판하는 것이 예의라는 생각도 있었다.

초판 이후 시간이 흘러 원저자가 세상을 떠난 상황에서 한국어판 번역 저작권자를 찾는 데에도 시간이 걸렸다. 덕분에 1999년 국제몸학학회 참가 당시 만난 적이 있는 토마스 하나의 부인, 엘리너 크리스웰 하나(Eleanor Criswell Hanna) 박사(Novato Institute 대표)와 이 문제와 관련해 여러 차례 논의할 수 있었고, 이 책의 출판을 계기로 미국 몸학회와의 교류도 약속하였다. 이에 하나 박사는 친히 한국어판 출판을 축하하는 서문까지 보내주게 된 것이다. 이 자리를 빌려 감사의 인사를 드린다.

번역을 할 때마다 느끼는 일이지만, 좋은 내용을 담고 있는 글일수록 원저자의 의도를 살피는 일 때문에 독자를 위한 배려가 부족함에 죄송한 마음 금할 수 없다. 몇 차례의 탈고를 거쳤음에도 아직까지 부분적으로 어려운 내용이 눈에 띈다. 우선 탈고과정을 도와준 아내 최승은과 몸학에 대한 관심과 더불어 출판에 적극적으로 나서준 소피아 출판사에 감사드린다. 출판사 선정과정에서 이 책에 관심을 보여준 도서출판 한울과 행복에너지, 도서출판 사람과사랑, 저작권 대행사인 에릭양 에이전시에도 감사의 인사를 드린다. 몸학에 대한 특별한 관심과 함께 기꺼이 표지디자인을 맡아주신 명지대학교 산업디자인학과 이대일 교수께도 심심한 감사를 드린다. 그리고 무엇보다 《생명의 몸》의 회복에 헌신하고 있는 한국몸학연구센터 구성원 여러분과 한국 알렉산더테크닉 협회, 휄든크라이스코리아, 한국 타말파연구소, 한국무용기록학회, 한국정신과학학회, 대한운동학회, 한국체육교육학회 임원진과 회원들께 감사의 인사를 드리지 않을 수 없다. 몸에 대한 이들의 관심과 노력이 없었다면 생명의 몸이 담고 있는 귀한 메시지를 척박한 토양에 뿌릴 용기조차 갖지 못했을 것이다.

이 책을 읽는 모든 이에게 평화가 함께하시길.

2013년 5월

김정명

| 한국어판 서문 |

《생명의 몸》한국어판에 부치는 글을 쓰게 되어 영광이며 긍지를 느낍니다. 저는 이 책의 저자인 토마스 하나의 작업 '몸학'을 지난 46년간 연구하였습니다. 이 기간은 물론 그의 아내이자 삶의 동반자로서 함께했던 16년도 포함됩니다.

토마스 하나 박사는 1970년《몸의 혁명: 몸학적 사고의 입문》이라는 저서의 발표를 계기로 몸학 분야의 기초를 닦은 철학자이며 몸학 교육자입니다.

토마스 하나에 의해 창조된 '몸학(Somatics)'이라는 용어는 그리스 말인 '소마'에서 따온 것으로 '전체성 안에 살아나가는 과정으로서의 몸'을 의미합니다. 그는 시카고 대학에서 실존주의 현상학으로 박사학위를 받았으며, 후에 그 논문에 기초하여《서정적 실존주의자》라는 책을 발표합니다. 그는 또한 버지니아의 콜린스 대학에서 철학과 학과장을 지냈으며, 그 후 1965년에서 1973년까지 플로리다 대학의 철학과 학과장으로 있는 동안 그 대학의 박사과정을 만들었습니다. 또한 그는 《몸의 혁명: 몸학적 사고의 입문》을 지원했던 미국학회협의회(American Council of Learned Societies)의 펠로우로 선출되었습니다. 하나는 1973년 샌프란시스코로 옮긴 후에 세이브루크 대학으로 개명된 인간심리학연구소(HPI)의 교수 겸 책임자가 됩니다. 거기서 1975년부터 1977년까지 이스라엘 물리학자이며 몸학 교육자인 모셰 휄든크라이스 박사를 초청하여 그의 지도하에 기능통합(FI) 수련과정을 만듦과 동시에 그 자신도 수련과정에 참여하여 FI 전문가가 됩니다. 1975년에는 노바토연구소를 세우고 1976년부터는 전문잡지인 《소매틱스(Somatics)》를 창간하였습니다. 그가 살아 있는 동안 이 기관에서 그의 몸학 교육을 거쳐 회복된 사람들이 수천 명에 이릅니다. 그는 또한 《몸학: 마음 깨우기》 등을 비롯한 여덟 권의 책을 저술하였습니다.

토마스 하나는 인간의 무한한 가능성에 대해 적극적으로 무게를 둔 심오한 철학자였습니다. 《생명의 몸》은 그의 철학적 지식(현상학)을 기반으로 모셰 휄든크라이스의 통찰력과 가르침을 더하여 나온 역작입니다. 여기 소개된 사례는 몸학 교육의 원리가 그대로 적용된 매우 인상적인 실례들입니다.

몸과 마음의 통합, 소마에 대한 그의 신념을 살필 수 있다면 이 책과 그가 이룬 작업에 대한 이해가 쉬워질 것입니다. 그의 글 전반에 나타난 바와 같이 그의 작업은 통일성과 일관성이 있습니다. 《생명의 몸》은 신경근육계, 특히 뇌에 관한 연구에서 나왔습니다. 그는 전인적으로 깨어 있었던 사람입니다. 세상을 경험함에 있어서 자신의 모든 감각과 시간을 사용하였고, 그리고 그 실제 이야기가 이 책에 나와 있습니다. 그는 철학과 과학, 예술과 실제 임상적 적용 사례도 함께 활용하였습니다.

또한 이 책에는 휄든크라이스 이외에도 M. 알렉산더, E. 긴들러, J. 에이레스, M. 체이스와 같은 몸학 교육자들이 소개되어 있습니다. 우리는 이 책을 통하여 우리 자신의 삶뿐 아니라 다른 존재의 삶에 대하여도 많은 것을 배울 수 있습니다.

토마스 하나는 예지력을 가진 사람이었습니다. 그의 글을 보면 이 세상에 나중에 찾아올 '뇌과학적' 발견과 기술 발전을 예견하고 있습니다. 그는 손으로 작업하는 진정한 철학자, 몸의 조각가였습니다. 그의 작업의 기저에는 인간의 자유와 자율, 자아실현 능력을 향한 열정이 있었습니다. 그는 철학이 삶과 유리되어서는 안 된다고 믿었습니다. 그의 일은 모두에 대한 자유와 잠재력의 극대 실현을 위한 그 자신의 강렬한 욕구에서 성장했습니다.

《생명의 몸》은 오늘날에도 이 책이 처음 발표되었을 때만큼이나 신선합니다. 《생명의 몸》에 대한 토마스 하나의 느낌은 이 책에 생생하게 남아 있습니다. 그는 이렇게 말합니다.

"원초적 생명의 몸은 여전히 살아 있다."

2013년 4월
엘리너 크리스웰 하나(교육학 박사)

차례

역자 서문 **5**
한국어판 서문 **18**
저자 서문 _ 생명이란 무엇인가? **24**
머리말 _ 소마란 무엇인가? **31**

1장 소마의 네 가지 차원

1. 살아 있는 몸의 공간 왜곡 49

소마의 응축 • **49** | 해설: 직립 기능 • **67**
소마의 고정 • **81** | 해설: 대면 기능 • **95**
소마의 편향 • **106** | 해설: 핸들링 기능 • **121**

2. 살아 있는 몸의 시간 왜곡 139

소마의 비효율성 • **139** | 해설: 타이밍 기능 • **161**

2장 몸학 교육

1. 학습의 본질 173

2. 몸학 교육자 191

부드러운 개척자 _ 마티아스 알렉산더, 엘자 긴들러 • 191
지성, 건강, 운동 _ 진 아이레스, 마리안 체이스 • 205
신경기능 통합의 선구자 _ 모셰 휄든크라이스 • 217

3장 원형의 소마, '몸성'

원형의 소마(archesoma), '몸성' • 233

참고문헌 239

| 저자 서문 |

생명이란 무엇인가?

'생명이란 무엇인가?' 흔히 하는 질문이다. 죽음과 같은 위기가 닥칠 때는 물론이고 아무 일이 없을 때도 이런 의문은 가능하다. 동일한 물음에 대해 수없이 많은 답변을 할 수 있다. 이는 정답이 없다는 뜻이거나 질문 자체가 너무 광범위하고 애매해서 여러 대답이 나올 수 있다는 얘기다.

그렇다고 이 질문 자체가 무의미하다는 뜻은 아니다. 어쩌면 이보다 더 중요한 질문은 없을 것이다. 문제는 이 질문이 언제나 잘못 해석된다는 점이다. 마치 '진리란 무엇인가?' 또는 '선(善)이란 무엇인가?'라는 철학적 물음처럼, 이런 식의 질문은 생명을 추상적으로 만들어버리는 경향이 있다. 그러나 생명은 추상적인 것이 아니다. 오직 한 가지 형태, 살아 있는 몸으로만 존재하기 때문이다. 생명은 이렇듯 구체적인 것이기에 추상적으로 접근하면 문제가 생긴다. 개체를 벗어난 생명이란 존재하지 않으며 체화된 형태를 벗어난 생명은 있을 수 없다. 우리가 생명을 관(觀)하고 경험한다고 할 때 그것은 언제나 살아 있는 몸을 바라보고 경험함을 통해서만이 가능하다.

생명을 더 이상 추상적인 개념으로 보지 않고 구체적인 생명체의 관점에서 바라볼 때 질문과 답 모두가 색다른 의미를 갖기 시작한다. '생명의 몸의 본질은 무엇인가?'라고 물을 때 비로소 이치에 맞는 구체적 답변이 가능한 것이다. 생명이 추상적으로 무엇이건 간에 그것이 생명체로 나타나는 방식은 자율적인 움직임을 통해서다. 생명체란 움직이는 몸, 정확히 말하자면 끊임없이 살아 움직이는 몸이다. 이것이야말로 생명의 속성이며 죽은 것과 산 것을 구별할 수 있는 생명의 인지 방법이다.

생명체의 움직임은 저마다 독특하다. 스스로 움직이기 때문이다. 그 움직임은 조직적이고 유기적이다. 또한 연속된 움직임을 가진 개체적 시스템이다. 정확히 말하면 생명이란 언제 어디서든 단 한 가지 형상, 개체의 체계적 움직임이라는 형태로서만 존재한다.

따라서 생명을 이해하기 위해서는 개체가 움직이는 방식으로 이해하면 된다. 갑자기 '생명이란 무엇인가?'라는 질문이 간단해진 느낌이다. 그러나 질문을 보다 구체적으로 만들었다고 보는 편이 옳다. 살아서 움직이는 몸이란 아무리 구체적이라 할지라도 '간단함'과는 거리가 멀다. 사실 그것은 대단히 복잡하고 신비스러운 산물이다. 아무튼 이렇게 구체적인 질문을 던짐으로써 우리는 적어도 특정 부분에 초점을 맞추어 생명을 분석할 수 있을 것이다.

이 책은 우리 모두가 생명이라 일컫는 살아 있는 몸, 그 구체적 개념에 접근하려는 생명에 관한 책이다. 기본적으로는 인간의 살아 있는 몸에 관해서, 확대하자면 모든 동물의 종(種)을 구성하는 몸에 대하여 쓴 책이다. 개체의 유기적 움직임의 본질을 자세히 살펴볼수록 언어와 문화라는 껍질을 벗어버린 인간이란 그저 다른 동물과 크게 다를 것이 없음을 알게 된다. 이 관점에서 보면 정상적인 기능을 하는 아메바와 정상적인 기능을 하는 인간의 차이도 극히 미세할 뿐이다. 오늘날의 심리학, 심리치료, 의학에서는 이러한 생리적 움직임의 핵심요소를 간과하고 있으며, 그들이 몸을 다루는 모형*은 인간을 올바르게 이해하는 데 부적절하다는 것이 나의 생각이다.

한 단계 더 나아가 움직임을 가진 생명의 정체성을 파악하고자 다음과 같은 가정을 해볼 수 있다. 움직이면 살고 멈추면 죽는다. 많은 움직임은 생명력을 더욱 불러일으키고 움직임이 줄어들면 생명력이 약화된다. 나는 이 가정에 확신을 갖고 있으며, 이 책의 서

---

* 몸을 구조적 관점에서 관찰과 치료의 대상으로 보는 모형. 토마스 하나는 이것을 삼자적 관점(third-person perspective)이라고 하였다. 이 삼자적 관점은 의학이나 심리학, 체육학 등 실증과학에서 몸을 다루는 일반적인 모형이다. 이에 대하여 몸을 기능적 관점에서 파악하는 모형이 있는데 이를 일자적 관점(first-person perspective)이라고 하였다. 내적 알아차림과 의식이 바탕이 되는 이 관점은 몸학적 접근(somatic approaches)의 모형이 된다. Thomas Hanna(1986), *What is Somatics?* Somatics, 5(4), 4~9. 번역본을 보려면 김정명(2005), 《체육철학연습》, 서울: 명지대학교 출판부, 145~151. - 옮긴이

두에서 충분한 근거를 제시하고자 한다. 몸을 효율적으로 움직이기 위해서는 신체적, 정신적, 감성적인 기능이 통합되어야 하며 그리하여 생명력이 향상되는 것임을 분명히 할 것이다.

이러한 확신은 철학적 사색이 아닌 보다 실제적 발견을 통해 얻어진 것이다. 나는 지체 장애가 있는 사람들, 신체가 마비된 사람들, 근육에 심한 고통을 호소하는 사람들을 손으로 만져가며 그들에게 신체의 움직임의 범주와 효율을 높이는 법을 설명하고 가르쳐왔다. 나는 치료를 전문으로 하는 의사가 아니라 가르침을 전문으로 하는 교육자다. 많은 이들을 가르치는 과정에서 엄청난 사실을 발견한 바, 대부분의 사람들이 자기 자신의 신체적 움직임을 인지하는 능력이 매우 부족하며, 이에 따라 스스로 몸을 움직이고 조절하는 능력 또한 부족하다는 점이다. 정상으로 보이는 성인도 인체의 중추신경계 심장부에 위치한 감각운동기능이 몹시 위축되어 있다. 특별한 경우를 제외하곤 도시화된 현대인의 삶이란 성인의 나이에 도달할 때까지 아주 최소한으로 발달된 감각중추만을 사용하게 된다. 때문에 그 이후로는 자신의 몸을 효과적으로 느끼고 움직일 수 있는 능력을 서서히 상실한다.

우리 모두는 인간 개개인의 성장과 성숙이 자각능력과 자아의식의 성장을 수반한다고 생각한다. 아마 야만적이고 원시적인 선조와 비교했을 때 우리 문명화된 인간의 자각능력이 훨씬 발달되어 있다고 여길지도 모른다. 하지만 이것은 사실과 전혀 다르다. 원시사회에서는 감각운동기능의 발달과 함께 자각에 필요한 고유수용 감각 능력이 매우 발달되어 있었다. 그들에게 있어 신체적 자각을 돕는 신경기관은 생존을 위해 없어서는 안 될 것이었다. 그러나 도시화된 인간은 이 과정을 역으로 거슬러 올라갔다. 현대의 교육과 문화가 인간의 자아감각 기관의 발달을 제한하여 결국 성인의 나이에 도달한 인간 개개인은 생리적 존재로서의 자각이 너무 희미해졌다. 마치 자신의 의식이 낯선 용기에 담겨진 듯 느끼게 되었다.*
문화화의 과정을 통해 갓난아기 때의 생생한 자각능력은 훼손, 위축되고 동시에 외적 정보를 받아들이는 감각만이 발달하였다. 결국 우리는 외부 세계에 대해서는 잘 인식하고 있으면서 자신의 내부는 인식하지 못하는 인간이 되고 만 것이다.

자각능력의 부족은 사소하게 넘길 문제가 아니다. 현대사회의 크나큰 재앙이라 할 수 있다. 현대인은 감각운동 능력의 상실로 인해 중년의 나이에 이르게 되면 놀랍게도 척추는 휘어 있고 허리 통증과 좌골신경통, 만성 신체경직에 시달리며 목의 통증과 어깨 결림을 경험한다. 또한 스스로 느끼는 감각각성력 부족으로 긴장과 스트레스 등이 오랫동안 누적되어 뇌졸중, 심장마비, 기타 신체적 쇠약 증상이 예고 없이 찾아오게 되었다. 자각능력의 부족은 단순히 도덕적 문제가 아니라, 현대사회에 있어 주요한 사회적 차원

---

* 마음이나 의식이 몸과는 단절되어 있는 것 같은 느낌을 말한다. 서양의 심신이원론은 이러한 느낌의 오류에서 출발한 듯하다. - 옮긴이

의 보건문제인 것이다. 우리의 문화체계는 인간됨을 감소시키고 파괴하지만, 물에 사는 물고기가 그러하듯 문화에 순응하며 살아가는 인간에게는 그것이 눈에 보이지 않기 마련이다. 따라서 갑작스레 찾아오는 문제들은 비정상적이며 예방 가능한 질병으로 인식되지 못하고, 피할 수 없는 노화의 결과로 취급된다. 간단히 말해, 문화적 조건화의 결과로 빚어진 우리 사회의 전형적인 정신적, 육체적 만성질환들은 모두 '후천적'으로 학습된 것이다.

자세히 살펴볼수록 살아 있는 몸은 고체가 아님을 알 수 있다. 몸이 고형이라는 것은 순전히 착각에 불과하다. 안정적으로 보이는 외형의 내부에는 끊임없이 움직이는 복잡한 네트워크가 질서정연하게 자리 잡고 있다. 우리가 탐구하여 이해하려는 것이 바로 이 숨겨진 움직임의 시스템이다. 언어와 문화에 길들여진 의식의 기저에서 우리는 이제 겨우 이 세계를 감지하고 추적하기 시작했다. 그것이 바로 소마의 세계다. 이를 일컬어 '몸적(somatic)'이라 하는 이유는 인간과 모든 생명체를 구조의 관점이 아닌 기능적 관점, 다시 말해 움직임의 관점에서 바라보기 때문이다.

서양에서는 지난 세기에 들어서야 소마의 세계를 알게 되었고, 이를 실질적으로 응용할 수 있는 실마리는 지난 세대에 발견되었다. 이를 통해 몸학 교육자들은 소마의 방향을 잡게 되었으며 지금까지 불가능이라 여겼던 인간 변화를 가능케 하였다.

나는 특히 '기능통합(FI: Functional Integration)'의 수련에 초점을

두고자 하는데, 이는 임상체계를 갖춘 가장 효율적인 몸학 교육이다. 이스라엘의 과학자 모셰 휄든크라이스 박사에 의해 고안된 이 FI를 처음 접하게 되면 일종의 마법 같아 보일 것이다. FI는 인간의 몸에서 불가능하리라 여겼던 것을 가능하게 한다.

FI란 마법도 아니고 기적도 아니다. 오히려 그것은 몸학 교육의 원칙을 정직하게 적용한 결과다. 기능적 통합의 본질과 효과를 보여주는 여러 사례가 이 책에 제시될 것이다. 구체적인 소마 기능에 대한 토론 결과와 함께 각각의 사례들을 언급하려고 한다.

마지막으로 우리는 왜 이런 '기적'적인 결과가 인류에게 일어날 수 있으며 항상성과 예측가능성을 지닐 수 있는지에 대해 일련의 결론을 도출할 수 있을 것이다. 이에 앞서 4차원의 기묘한 존재인 소마에 대해 간단히 살펴보고 보편적이며 물리적인 힘이 어떻게 생명체를 구성하게 되었는지 알아볼 것이다. 몸학에서 다루는 소마의 세계는 놀랍고도 매혹적이다. 더 나아가 인간 존재에 대한 실질적 이해를 제공함으로써 인간 교육과 의학의 새로운 시대를 밝히는 등불이 될 것이다.

| 머리말 |

소마란 무엇인가?

생명나무는 매우 거대하고 복잡하며, 우리 인류는 그중 한 가지에 불과하다. 나뭇가지 하나는 나무 전체를 대표하는 존재가 아니라 고도로 분화된 한 부위일 뿐이다. 따라서 생명이라는 나무 전체를 이해하기 위해서는 세부 부위인 나뭇가지의 관점을 벗어나 그 뿌리와 줄기의 관점에서 생명나무를 바라보아야 한다.

하나의 나뭇가지를 통해 생명을 바라보는 것은 분명한 왜곡이다. 그러나 우리 인간에게 있어 이런 왜곡은 편리할 수밖에 없었다. 의인관이라 부르는 이 방식은 모든 사물을 인간 관점에서 바라보는 행위다. 호모사피엔스의 지혜는 이러한 왜곡으로 인해 굴절된 역사를 갖고 있다. 우리를 위해 우주가 창조되었고, 인간과 지구를 중심으로 모든 별이 움직인다고 믿는 것은 기분 좋은 일이었다.

세상을 인간 중심으로 바라보려는 순진무구한 태도가 수정되는 데에는 오랜 시간과 고통이 수반되었다. 굴절된 시각 탓에 과학적 사고는 원초적으로 방해를 받았다. 생명 있는 모든 존재가 자기 자신에 중심을 두고 있다면 각각의 생명체는 자신의 관점에서만 생명나무를 바라볼 것이다. 그쯤 되면 생명나무의 굴 버전, 조개 버전 또는 돼지 버전도 나올 법하다.

찰스 다윈이 끈기 있게 공들여 추진한 연구 결과는 인간 중심적 관점에서 봤을 때 매우 거슬리는 것이었다. 나뭇가지가 스스로를 삶의 중심이라 여기며 신이 사물의 본질을 그렇게 만들었고, 또 그 관점을 신이 지지한다고 생각했다. 그러나 이런 태도는 과학이나 신의 전통적 권위에 아무런 이득이 되지 않는다. 과학도 신도 그렇듯 좁은 관점에 부합하지 않기 때문이다.

태양이 지구 주위를 돌지 않음을 인정하는 것은 고통스러운 일이었지만, 이로 인해 상처 받은 자존심 때문에 인간은 달에 발을 디딜 수 있게 되었다. 같은 맥락에서, 다윈은 인류가 생명체의 모범이나 기준이 아니며 단지 극히 세분화된 생명 형태들 중 하나일 뿐이라 주장했고, 우리가 이 생각을 받아들이는 데는 고통이 따를 수밖에 없었다. 그러나 다윈의 연구 덕에 우리는 수천년 동안 감춰져 온 우주의 깊은 본질에 눈뜨게 되었다. 엄밀히 말해, '인간 과학'이라는 것은 인간이 과학 무대의 중심으로부터 벗어나 보편적 시야를 가지면서 처음으로 가능해졌다. 이제 인류는 스스로를 더 넓은 맥락에서, 모든 생명의 바탕인 우주론적, 물리학적, 화학적, 생물학적 관점에서 바라볼 수 있게 된 것이다.

다윈의 초대에 부응하여 오랜 시간 과학이 조사해온 바에 의해 우리는 생명을 포괄적으로 바라보게 되었다. 대기와 토양을 둘러본 후에 뿌리와 줄기를 보면 우리 자신에 대한 왜곡된 시각을 완화시킬 수 있다. 있는 그대로의 진실을 포용할 수 있게 된 것이다. 지난 세기의 과학적 연구는 점점 더 충실해져 유전학, 생화학, 생물물리학, 행동생물학, 인류학, 신경생리학 및 다양한 분야에서 다윈의 확대된 관점의 유효성이 확인되었다.

이렇게 확대된 관점을 통해 이야기할 수 있는 것은 첫째, 생명은 몸의 형태로 세상에 들어왔다는 점이다. 몸은 우리에게 가장 처음 각인되는 생명의 모양이다. 생명이란 물리적인 우주에서 생성되었기에 이미 존재한 다른 사물과 어렴풋이 닮은 형태를 취했다. 고체의 형태를 띠었지만 이는 지구의 모든 물리적 사물이 그러하듯 지구상의 몇몇 원자를 사용해 구성되었기 때문이다. 처음 생명의 몸을 대할 때 그것이 물체와 비슷하다 여기겠지만 둘 사이의 근본적 차이점은 그것이 단순한 원자의 집합체처럼 움직이지는 않는다는 것이다. 생명체는 독자적으로 움직이며 스스로 번식하고 주위 환경과 선택적인 화학작용을 한다. 뿐만 아니라 함께 모여 단일 시스템을 구성하고 그 밖의 많은 일을 한다. 우리는 이에 대해 더 자세히 알아볼 것이다.

지구상에 있는 생명체는 세상에 존재하는 다른 어떤 사물과도 다르기에 단순한 물리적 존재와 혼동되어서는 안 된다. 이러한 혼동을 막기 위해 생명체에 해당하는 적합한 고어를 사용하는 것이 좋을 것 같다.* 그 단어가 바로 그리스어로 '소마(σωμα)'다. 소마**는 '총체적인 생명체'라는 의미로 진화되었고, 또한 생물학자들에 의해 염색체와는 달리 충만히 살아 있는 동물의 몸을 뜻하기도 한다.

태고의 조수(潮水) 웅덩이에서 생겨난 것이 바로 소마였다. 생명이 선택한 것은 단순한 3차원의 형태가 아니었다. 생명의 몸은 높이, 깊이, 너비 그리고 시간이 포함된 4차원의 형태를 취했다. 그것은 언제나 안정과 균형을 추구하려는 시스템으로 나타났고, 이러한 노력은 시간 속에 진행되며 완성을 향해 끊임없이 변화한다. 표면적인 행동과 더불어 내면적 기능에 있어서도 소마는 시간에 따라 스스로를 맞춰나간다. 다시 말해 자신의 연속적 움직임을 측정하고 스스로 조정하는 것이다.

소마가 타이밍의 요소를 갖고 있다는 것은 그것이 어떤 물체나 사물이라기보다 오히려 하나의 프로세스에 가깝다는 것을 뜻한다. 이것이 바로 이 책에서 '체(body)'라는 말보다 '몸(soma)'이라는 말을 사용하려는 또 하나의 이유다. '체'라는 단어는 정적이고 고형적

---

* 그리스어로 '소마'는 '총체적인 생명체(the living body in its wholeness)'라는 뜻으로, 기능적으로 충만하게 살아 있는 몸을 말한다. 이 책에서 소마(soma)는 몸, 생명체, 생명의 몸 또는 살아 있는 몸으로 번역할 수 있으나 토마스 하나가 특별한 의미를 부여하여 찾아낸 고어이므로 번역하지 않고 원어를 사용하였다. 따라서 소마는 정신적, 육체적 기능을 포함하며 움직임을 통하여 스스로 진화하는 존재를 일컫는다. 다만 외래어의 남용을 최소화하기 위해 형용사인 'somatic'은 '몸적' '몸학적' 등으로 번역하였다. - 옮긴이
** 이것은 베딕(Vedic) 용어 soma와 구별될 필요가 있다. 올더스 헉슬리는 《멋진 신세계(Brave New World)》에서 그것을 일종의 환각제(mind-altering drug)로 사용한다.

인 어떤 것을 나타낸다. 소마는 정적이지도 딱딱하지도 않으며, 항상 유연하게 변화하면서 주변 환경에 끊임없이 적응하는 존재다.

소마는 하나의 완전한 시스템이다. 스스로의 움직임을 시의적절하게 조절하는 적응력 있는 프로세스라 할 수 있다. 무수히 많은 원자들로 이루어진 프로세스를 '그것'이라는 단수로 일컬을 수 있는 것은 고차원적 통합과정이 이루어졌다는 확실한 증거다. 생명의 몸은 단세포든 다세포든 간에 그 수명이 다할 때까지 모든 '물리적' 구성 원자가 끊임없이 교체된다. 그럼에도 불구하고 소마는 세월을 뛰어넘어 존재하며 지속적이고 정체성을 갖는 살아 있는 시스템이다. 그것은 세월이 가도 함께 보전되는 유기적 통일성을 갖고 있다.

소마가 체계를 가진 프로세스라고 할 때 이는 전체 과정을 책임지는 어떤 중앙제어 시스템을 갖고 있음을 의미한다. 고등동물의 구조에서 더 확실히 발견되는 신경계의 중앙실행제어는 가장 단순한 단세포 조직에서 '기능적'으로 명백히 존재한다. 예를 들어 아메바는 뼈도 근육도 중추신경계도 없지만, 마치 이 모든 것을 갖춘 것처럼 움직인다. 위족(僞足)을 이용해 스스로의 시토신 성분을 새 공간에 부어넣음으로써 제법 잘 '걸어 다니기'도 한다. 이러한 체계적인 제어를 보면 신경계의 '기능'이란 태초부터 존재했음을 알 수 있다. 그러나 신경계의 '물적 구조'가 신경계의 '기능'을 따라잡는 데에는 무수히 많은 세대의 번식과 진화가 필요했다.

소마는 바로 생명의 몸이다. 그리고 세상에서 유일무이한 존재다. 세상에 나타난 생명이란 그 얼마나 특별한 존재인가. 그것은 세상과 독립적으로 움직이는 회오리 형태의 원자들이 자유로이 통합하는 과정에서 나타났다. 그보다 더 놀라운 것은, 소마의 정체성은 매우 강하여 스스로를 위해 의도된 행동을 한다는 것이다. 생명의 몸은 '독자적인' 관심사와 '독자적인' 욕구를 갖고 있으며, 이를 충족시키기 위해 끊임없이 의도적으로 움직인다. 이것이 바로 인공 두뇌학 체계의 기원이다. 다시 말해 그 움직임은 자기 안내 기능을 가지고 있다.

소마는 단순한 '물체'가 아닐 뿐 아니라 '마음' '정신' '영혼' 또는 인간의 '심상(心象)'과도 다른 개념이다. 소마는 인간의 머릿속을 복잡하게 하는 모든 종교적, 철학적인 추상개념 그 이상이며, 태초부터 지금까지 늘 그러했다. 최초로 생성된 세포 속에서부터 이미 생명의 복잡한 비밀은 암시적으로나마 드러나 있었다. 태초의 비밀이 밝혀져 생명나무를 구성하기까지 무한히 긴 시간이 흘렀지만, 단지 시간이 좀 걸렸을 뿐이다. 물리적 우주가 최초의 소마 형성에 배경이 되었듯이 우리 인간 소마는 본질에 있어서 그 근원적 소마와 맥을 같이한다.

소마는 사물이 아니고 프로세스다. 마찬가지로 생명이란 '무엇'이 아니라 '어떻게'다. 소마와 그 프로세스를 이해하는 것이야말로 삶이 '어떻게' 이루어지는지를 이해하는 길이다.

생명의 모습은 살아 있는 존재들이 우주와 물리법칙을 얼마나 잘 표현하고 있는지 드러내준다. 이러한 법칙들(열역학법칙과 중력법칙)이 보이지 않는 손처럼 소마를 조각한다. 이 '손'은 생명체를 간결하며 경제적인 형태로 주조하고, 때문에 이는 불가피하게 둥그스름한 3차원 형태를 갖추게 된다.

열역학 제2법칙과 중력의 법칙에 따르면 둥그런 형태가 시스템 운용에 가장 경제적인 모습이라 한다. 이와 똑같은 논리가 원자와 태양계에도 적용된다. 최근에 발견된 유전 형질의 분자구조를 보면, 번식 시스템의 핵심형태에서 놀라운 모습을 관찰할 수 있다. 유전 정보의 코드를 구성하는 DNA 분자는 핵산의 기본단위인 뉴클레오티드라고 한다. 그것은 집을 짓는 벽돌 역할을 하는 것으로 물질들의 긴 체인으로 이루어진다. 이 체인은 느슨한 줄처럼 아무 방향으로나 무작위로 뻗어나갈 수 있으리라 예상되지만, 사실상 그렇지 않다. 그 반대로, 뉴클레오티드 분자는 정밀하고 견고한 나선구조로 서로를 감싸는 체인의 쌍을 이루고 있다. 이것이 둥근 모양의 DNA를 형성한다.

일반 현미경을 통해 관찰해보면 하나하나의 세포가 둥글고 치밀하게 구성되어 있음을 알 수 있다. 반면 전자 현미경을 이용하여 세포를 더 깊숙이 관찰해볼 때, 살아 있는 질료는 미세한 단계에서도 3차원의 소마 형태를 띠려고 시도하는 모습을 보였다.

예를 들어, 인체의 적혈구 내에 있는 헤모글로빈은 아미노산 체인으로 이루어진 전형적인 단백질 분자다. 큰 헤모글로빈 분자 안에는 정확히 574개의 아미노산 분자들이 4개의 체인으로 정렬되어 있다. 얼핏 생각하기에 이 분자 체인은 다른 유기물과 엉켜 이 방향 저 방향으로 쉽게 흩어질 것처럼 보인다. 하지만 이 기다란 체인들은 놀랍도록 복잡한 형태로 두 가닥으로 꼬여 두터운 덤불 같은 작은 공 모양의 3차원 구조를 이룬다. 인체에는 수많은 헤모글로빈 덤불이 있으며 놀라운 사실은 이 많은 덤불들 하나하나가 모두 '동일'하다는 것이다. 이것은 생명의 놀라운 안정성과 질서를 단적으로 보여주는 예다. 또 인체의 경우, 사물을 제어하는 물리법칙에 의해 매초마다 400조(兆) 개의 헤모글로빈을 생성해내고, 또 동시에 같은 수의 헤모글로빈을 파괴한다. 이는 불안정한 프로세스 안에서도 생명이 얼마만큼 안정성을 유지하는지 보여주는 예라 할 수 있다.

모든 생명은 구성 분자를 둥그런 3차원 형태로 만들려는 성향을 갖고 있다. 이 프로세스는 현미경으로 볼 수 있는 분자와 세포 단위에서도 일어나고, 육안으로 보이는 복잡한 동물체 규모의 단위에서도 일어난다. 어떤 규모에서든지 모두 동일한 소마의 프로세스이다.

원자들은 3차원의 조각 맞추기 퍼즐같이 다양한 모양으로 이루어져 있고 특정 원자와 어떤 특정 방식으로만 맞아떨어진다. 그리고 이렇게 '맞게' 되면 매우 견고하고 물리적인 형태로 맞물린다.

방향이 조금만 틀려도 두 원자가 만나 분자가 될 수 없다. 그러나 서로 다른 두 원자의 전자들이 정확한 방향에서 만나 고리가 맞춰지면, 바로 그 순간 하나의 '결합체'가 생성된다. 원자들은 서로 결합해 더 큰 구조를 형성한다. 한쪽 손가락이 다른 편 손가락과 만나 꽉 낀 깍지를 만들듯 분자가 생성된다.

생명체의 주요 성분인 단백질 체인은 모두 3차원 형태를 띠고 있다. 이는 현미경으로 볼 수 있는 미시적 차원의 소마들로 '원소마(protosoma)'라 부른다. 이들은 뼈대는 갖추고 있으나 살점이 없는 형상이다. 어떤 형태는 한 가지 성분과 결합하게 되어 있고, 어떤 형태는 서로 다른 조각 맞추기 퍼즐과 결합하도록 되어 있다. 단백질 체인 속의 다양한 원자결합은 이들이 특정원소와 만날 때 상호작용하여 결합할 수 있도록 한다. 그리하여 각각의 단백질 체인은 모두 고유한 화학반응 성질을 갖는다. 특정 화학성분과 반응하여 필요한 성분은 취하고 그렇지 않은 성분은 버리게 된다.

작은 세포체 하나하나마다 자리 잡은 화학공장은 그 설계구조가 놀랄 만큼 단순하다. 생산라인을 담당하는 단백질 체인 각각은 아미노산 잔여물로 이루어지는데 이들 아미노산이 만들어내는 화학성분의 종류는 고작 20개에 지나지 않는다. 이 20개의 화합물은 박테리아에서 인간에 이르기까지 모든 생명체에서 발견된다. 지구상에 존재하는 수백만 종(種)의 생물은 모두 이와 동일한 성분의 화학적 조합으로 이루어진다.

생명은 보편적 물리법칙을 따르는 성향이 있어 언제나 효율적이고 경제적인 몸의 형태를 지닌다. 생물체의 세포가 잘 짜여 있고 통합되어 있음은 명백한 사실이다. 다양한 변수에 의해 공처럼 둥글 수도 있고 소시지처럼 길쭉해질 수도 있을 것이다. 그러나 어떤 모양이건 간에 모든 세포는 세포막으로 둘러싸인 둥그런 형태를 갖춘다.

어린아이들이 좋아하는 풍선 가운데 긴 귀와 오똑한 코가 달린 풍선이 있다. 두 귀를 잡아 누르면 코가 커지고, 귀와 코를 동시에 누르면 얼굴이 커진다. 또 반대로 얼굴을 누르면 귀와 코가 커질 것이다. 이와 같이 풍선의 일부분은 압력에 따라 커지고 줄어들고 하지만 전체적인 내용과 풍선 내부의 압력은 아이들이 아무리 눌러도 변하지 않고 항상성과 균형을 유지한다. 우주 역시 이러한 방식으로 총에너지를 보존한다. 에너지는 한곳에서 다른 곳으로 이동할 수 있지만 전체적인 시스템에서 총에너지의 양은 변함이 없다.

총에너지의 양은 변함없으나 한 가지 중요한 차이가 발생한다. 앞뒤 움직임을 통해 원자는 일정량의 에너지를 빼앗기게 되고, 그로 인해 빠져나온 '자유에너지'는 운동 또는 열의 형태로 바뀐다. 이 열이 무한한 공간 속으로 한번 빠져나가면 영원히 되찾을 수 없게 된다. 자유에너지를 쓰면 쓸수록 원자는 더욱 차분해진다. 언덕 꼭대기 위에 놓인 돌은 운동가능 에너지를 많이 갖고 있지만 한번 밑바닥으로 굴러내리고 나면 자유에너지를 잃어버린다. 원자 구조상 이 돌은 언덕 위에 있을 때와 여전히 같은 돌이지만, 이 돌의 에너지 상태는 변화한 것이다. 이 돌이 이전의 운동가능 에너지를 다시 얻으려면 반드시 다른 곳으로부터 에너지를 빌려와 이 돌을 원래 위치로 올려놓아야 한다. 자체 힘만으로는 잃어버린 에너지를 절대 되찾을 수 없다.

위의 설명은 물리법칙의 핵심인 열역학 법칙을 매우 단순하게 묘사한 것이다. 열역학 제1법칙은 우주의 전체 에너지 총량은 마치 어린아이의 풍선 속 공기와 같이 불변한다는 내용이다. 제2법칙은 언덕을 굴러내리는 돌의 경우처럼, 우주에서 일어나는 모든 작용에 있어 한번 잃어버린 자유에너지는 되찾을 수 없다는 내용이다. 우주는 점진적으로 그 활기를 잃어가고 있으며, 이러한 성향을 '엔트로피'라고 부른다. 제3법칙에서는 엔트로피를 막을 수 있는 유일한 방법을 언급한다. 즉 완벽하고 안정적인 결정체가 되기 위해서는 운동과 열이 전혀 없는 절대 제로 상태가 되어야 한다고 말하는 것이다. 이 제3법칙은 엔트로피를 극복하기 위한 이상적 이론일 뿐 현실과는 동떨어져 있다. 우주에서건 실험실에서건 운동과 열을 완벽히 제로 상태로 만든다는 것은 불가능하기 때문이다.

아무튼 문제를 안고 있는 것은 열역학 제2법칙 같아 보인다. 우주의 엔트로피는 꾸준히 증가하고 있으며 우주는 점점 그 활성을 잃어가기 때문이다. 자유에너지가 소모됨에 따라 우주는 점점 느려지고 차가워지고 있다는 이야기다. 엔트로피란 참 기묘한 것으로,

정렬이나 질서가 허물어지는 것을 의미한다. 운동과 열에너지를 만들기 위해서는 산 위에 놓인 돌덩이처럼 사물의 특정한 정렬 상태가 필요한데, 일단 그 상태가 무너지면 에너지가 발생한다. 질서 있는 정렬 상태에 있기보다 무작위로 배치된 무질서 속으로 빠져드는 것이다. 마치 불안정한 우주의 조수(潮水)가 앞뒤로 왔다 갔다 하며 열에너지를 소모하는 것처럼 엔트로피는 물리적 질서를 혼돈 상태로 이끄는 필연적 우주법칙으로 보인다.

살아 있는 세포의 핵심 특성 중 하나는 상대적으로 엔트로피나 임의성을 거의 갖지 않는다는 점이다. 오히려 세포가 분할되거나 급격히 성장할 때 엔트로피는 역류한다. 유기체는 태초부터 열역학 제2법칙에 정면으로 대응하여 이 상황을 효율적으로 다스리는 방식을 배웠다. 나아가 몸을 구성하는 방식도 그런 식이었다. 유기체는 매우 특별한 질서, 다시 말해 무질서를 최소화하는 질서를 갖고 있다. 이러한 유기적 질서는 유기체들이 지질(脂質), 다당류(多糖類), 단백질을 끊임없이 파괴하고 대체해내는 역동적인 '안정 상태'를 말한다. 이러한 엔트로피의 역류과정은 대단히 거대하고 복잡하다. 생명체의 세포는 안정적인 내면 상태를 유지함과 동시에 열린 상태에서 주위 환경과 활발히 화학작용을 교환하는 복잡한 시스템이다.

엔트로피의 법칙을 통해 우리가 배울 수 있는 것은 질서란 에너지의 일정 형태라는 것이다. 이처럼 생명은 세포체의 질서를 유지하기 위하여 많은 정보를 가지고 스스로 조절할 수 있는 복잡한 구조의 고분자를 이용한다.

이 유기적 체계는 무기적 체계에 비해 보다 높은 단계로 나타났다. 즉 끝없이 변화하며 춤추는 원자를 한데 모아놓은 발전된 단계의 합성체계인 것이다. 원자는 복잡하며 끊임없이 움직이지만 매우 질서정연하다. 생명의 역사는 질서를 증가시키고 엔트로피를 감소시키는 것으로서, 원자들의 춤이 복잡해질수록 시스템의 효율성은 높아진다.

생명은 고등질서에 따라 합성체계를 거친 원소로서 일어나는 과정이기에 열역학 제2법칙을 넘어서야만 한다. 이렇듯 엔트로피의 법칙에 대응하기 위하여 생명은 원자의 집합체를 구성, 자유에너지의 손실을 막는다. 화학적 힘이란 스스로 균형을 유지하는 핵 형태의 시스템으로 흘러가는 방식이다. 다양한 부분에서 유연한 상호작용이 연속적으로 일어나 살아 있는 세포 내의 모든 것이 다른 것 속으로 흘러 들어간다. 이것은 지극히 효율적인 프로세스로서 외부 에너지가 약간만 유입되어도 내부에서 이 놀라운 기관이 작동하게 된다.

열역학과 중력의 법칙에 따라 생명의 모습은 둥그런 구(球) 형태를 취하게 된다. 이는 완벽하게 효율적이며 경제적인 형태다. 일반적으로 소마를 떠올릴 경우, 우리는 이렇듯 막에 둘러싸인 둥그런 존재를 생각할 수 있다.

우리의 신체를 살펴보아도 동일한 구조를 볼 수 있다. 바로 피부라는 막으로 둘러싸인 둥그렇고 기다란 형태가 그것이다. 다른 동물의 경우도 마찬가지로, 그 생김새가 어떻든 간에 소마의 형태가 내재되어 있음을 볼 수 있다.

재차 살펴보건대 우리의 몸은 하나의 몸이 아님을 확신할 수 있다. 우리 몸은 단세포의 집합으로 볼 수도 있다. 소마들로 이루어진 더 큰 하나의 소마인 것이다. 어떻게 그럴 수 있을까? 그것은 모든 생명이 스스로 효과적인 소마를 구성하려는 성향을 띠고 있기 때문이다. 이는 동물체, 정확히 말해 후생동물의 다세포적인 단계에서 가장 잘 나타난다. 단세포 생명에서 다세포 동물로의 도약은 엄청난 것으로 보이지만 열역학 제2법칙의 성질을 이해한다면 그렇지도 않다. 단세포들의 집합은 보다 효율적이고 경제적이라면 언제든 더 높은 단계의 통합체계로 발전할 것이기 때문이다.

열역학 제2법칙은 모든 종에 있어 진화의 핵심 요인이다. 최초의 소마, 즉 원시세포가 탄생하게 된 것도, 생명체의 군집을 이루게 한 것도 모두 열역학 제2법칙이었다. 세포의 군집은 물리적 요소의 상위 질서이며, 이를 통해 엔트로피 감소가 가능해진다. 그리고 바로 이것이 단세포에서 다세포로, 다시 말해 생명나무에서 원생동물이 후생동물로 진화하는 데 일어난 작용이다. 이러한 진화의 흔적은 모든 세포에 남아 있다. 각각의 세포에는 동물체 전체의 염색체 코드가 들어 있으며, 복잡한 동물체의 세포는 정체성이 동일한 생명체들과 하나의 '종'으로 분류된다.

후생동물은 에너지 보존에 있어 더 효율적이다. 이는 그들이 에너지를 더 복잡하게 그리고 더 안정적으로 다룰 수 있기 때문이다. 복잡한 질서로 이루어져 있을수록 생물체의 시스템은 더욱 안정적이다. 이것이 생물학의 법칙이다. 종의 진화는 질서와 에너지를 보존하려는 보다 섬세하고 정교한 방법이 나타나는 과정인 것이다.

이러한 내용이 우리 생명과 몸의 일상작용과는 다소 거리가 멀어 보일지 모르지만 결코 그렇지 않다. 우리 생명과 몸을 이해하는 데 꼭 필요한 원리이다. 이를 명백히 하기 위하여 다음 장에서는 더 이상 제 역할을 하지 못하는 몸을 갖게 된 사람들의 사례를 살펴볼 것이다. 이때의 몸이란 어딘가 기능상 장애가 생긴 경우를 말한다. 그들 스스로는 물론 내과 의사도, 정신과 의사도, 심리치료사들조차도 왜 이런 장애가 발생했는지 알지 못한다. 그러한 질병은 모두에게 미스터리인 것이다. 이 미스터리를 밝혀내는 것이 우리의 임무다. 그렇게 함으로써 생명의 몸에 대한 놀라운 사실들을 밝혀볼 것이다.

1장

소마의 네 가지 차원

01
살아 있는 몸의 공간 왜곡

소마의 응축

처음 패트를 봤을 때 거의 절망적 상태였다. 9개월 동안 지속적인 고통을 받아 얼굴은 잔뜩 일그러져 있었고, 눈은 수축되고, 경직된 입과 찡그린 표정에 머리는 오른편 뒤쪽으로 젖혀져 있는 상태, 마치 누군가가 머리를 뒤쪽으로 잡아당기고 있는 모양새였다. 거의 움직이지 못했으며, 마지못해 움직일 때도 아주 천천히 움직였다. 움직임이 조금만 빨라져도 오른편 목과 어깨의 고통으로 목 부위가 움츠러들었다.

 요추 부분에 이따금 통증이 있었지만 작년 7월 수영장에서 다이빙할 때 목 우측 근육이 갑자기 수축되면서 머리 뒤편에 엄청난 고통을 느끼기 전까지만 해도 몸에 다른 이상이 있는지 전혀 몰랐다고 한다. 팻트는 아주 성공적인 부동산업체 대표였으며, 무제한의 의료혜택을 주는 의료보험에 가입돼 있었다.

처음 그의 목 진통에 내려진 의료 처방은 휴식, 열 찜질, 진통제 복용 등이었다. 그러나 이런 처방으로는 갑자기 발생한 목 부위 근육수축이 해결되지 않았다. 그러자 주치의는 근육완화제를 이용한 약물치료를 시작했다. 하지만 이것 역시 거의 변화를 주지 못했고, 의사는 결국 신경안정제 투여를 시작했다. 그로 인해 업무에 막대한 지장이 있었다.

다음 단계는 좀 더 직접적이었다. 목 근육의 수축을 풀기 위해 강도 높은 전자 음파로 자극을 주는 것이었다. 하지만 이것 역시 효과가 없자 물리치료를 권유받았다. 치료사는 머리를 당기고 그의 목 근육을 강력하게 펴기 위하여 기계 위에 눕혔다. 그러나 오히려 이 치료로 목의 통증이 심해졌고 머리 또한 더욱 팽팽하게 뒤쪽으로 당겨졌다.

어떤 방법도 효과가 없자 그는 정형외과를 넘어 신경의학, 정신의학 등을 옮겨 다니며 많은 의사를 만나 수많은 의학적 조언을 받았다. 그러나 아무런 효과가 없었다. 그러던 중 나를 찾은 것이 지난 4월이었다. 그는 아주 성공한 38세의 부동산 업자였으나 목 받침대와 안정제에 의지하여 영원히 불구가 되지 않을까 두려움에 떨며 모든 일을 중단해야 하는 상태였다.

나는 그에게서 목 받침대를 빼고 치료용 침상 위에 등을 대고 누위보라 했다. 그가 불편하지 않도록 목과 머리 뒤쪽에 작은 쿠션을 대주고 무릎을 살짝 들어 올려 그 밑에 받침을 갖다 댔다. 위로 올라간 어깨와 뒤로 당겨진 머리, 어깨 사이로 목을 당긴 채 누워 있는 모습은 마치 겁에 질려 잔뜩 움츠린 어린아이처럼 보였다.

그는 그때서야 조금 편안하다 말했고 그 편안함이 사라질까 봐 두렵다고 했다. 나는 다른 관절의 근육긴장도를 알아보기 위해 아주 조심스럽게 그의 몸을 움직이기 시작했다. 보통 사람의 경우 서 있을 때는 근육의 긴장도가 높지만 수평으로 누워 있을 때는 긴장도가 완화되는 것이 일반적이다. 더 이상 중력의 수직 당김이 없기 때문에 적어도 어느 정도까지는 긴장을 풀 수 있다. 보통 사람이 수평으로 누워 있을 경우에는 더 이상 근육의 수의적인 움직임*이 없다. 그러나 이러한 근육이 불수의적 수축을 일으킨다면 팔다리를 움직여봄으로써 그 응축현상을 금방 알아차릴 수 있다. 이 점을 기억해둘 필요가 있다. 만약 모든 수의적 움직임을 완화시켰음에도 근육들의 움직임이 있다면, 본인의 의사나 인지 여부에 관계없이 개개인의 몸에서 작용하는 불수의적인 근육수축의 패턴을 확인하고 있는 것이다.

이것을 패트의 몸에서 발견했다. 그의 오른쪽 다리를 들고 무릎

---

* 몸의 움직임은 '수의적(隨意的, voluntary)' 움직임과 '불수의적(不隨意的, involuntary)' 움직임으로 나뉘는데, 전자는 자신의 의지에 의한 것이고 후자는 의지와 관계없는 움직임이나 무의식적 움직임을 말한다. – 옮긴이

을 굽힌 후 허벅다리가 수직이 되게 한 다음, 천천히 작은 원을 그리며 다리를 회전시켰다. 패트는 긴장이 완화된 상태였고 아무것도 하지 않고 있었기에 보통은 다리가 아주 부드럽게 노력 없이 원을 그릴 거라 생각하게 된다. 그러나 패트의 경우는 달랐다. 그의 다리를 회전시켰을 때 다리는 경련을 일으키며 내가 그리고자 하는 원의 방향을 벗어나면서 움직임에 저항했다. 그것은 마치 그의 몸속에 심술궂은 꼭두각시 연출자가 들어 있어 자신만의 방법으로 다리를 움직이려는 것 같았다.

나는 침상을 돌아 그의 왼쪽 다리를 들어 올렸다. 다리를 회전시키려 할 때 전과 똑같은 불수의적 저항이 일어났다. 다음 오른팔을 들어 어깨뼈에 약간의 움직임을 시도했다. 이번에는 경련과 저항이 더욱 심해졌으며 어깨뼈는 뻣뻣하고 무거웠다. 거의 그의 팔을 움직일 수가 없었다. 다음 왼팔을 들어 올렸을 때 마치 움직임과 싸우듯 팔꿈치가 경련을 일으켰다. 어깨뼈는 딱딱하게 굳어 움직이지 않았다. 마치 시멘트를 발라놓은 듯했다. 부드럽게 그의 목 뒤 승모근의 오른쪽을 만져봤더니 아주 딱딱한 상태로 수축되어 있었다.

이 간단한 검사결과는 한 몸 안에 두 사람이 들어가 있음을 설명해준다. 한 사람은 자각 상태의 수의적인 움직임의 주인으로 완전한 휴식을 취하면서 있고, 다른 사람은 무의식 상태의 불수의적 움직임의 주인으로 몸을 독자적으로 움직이고 있었다. 문제의 원인은 바로 이 무의식, 불수의적 자아다. 목의 근육을 엄청나게 긴장시키고 움츠리게 하며, 요추를 수축케 하고 어깨와 엉덩이 관절에도 일반적 수축을 야기한 원인, 그것이 바로 불수의적 자아인 것이다. 이러한 불수의적 현상에 주목하며 내가 패트의 몸을 점검해나가는 동안 그는 자신의 몸이 자기 의사와 관계없이 움직이는 것을 보고 놀랐다. 자신의 근육 상당부분이 자의적 조절 범주로부터 벗어나 있다는 것을 몰랐기 때문이다.

그다음 무릎을 굽히고 옆으로 눕게 한 후 두꺼운 베개로 머리를 받쳐주었다. 그러고는 척추선을 따라 수직으로 연결되어 있는 긴 PVM*을 만져보았다. 그것은 몹시 수축되어 있었고 만져보니 꽤 딱딱했다. 특히 상처 난 오른편 위쪽이 그러했다. 척추뼈는 탄력도 없고 곧지도 않았다. 경부와 요추 부분이 심하게 구부러져 있었으며 전체적으로 뼈가 짧아진 상태였다. 만성적인 근육긴장으로 인해 섰을 때도 그의 본래 키만큼 되지 못한 것이 분명했다. 전체 골격이 수축되어 키가 작아진 것이다.

기능통합(FI: Functional Integration) 기법은 의도적이고 수의적인 움직임의 범위와 효율성을 제한하는 모든 불수의근의 움직임을 찾아내는 과정을 포함한다. 일단 한번 감지되면 이러한 불수의적

---

* PVM(paravertebral muscles)은 등을 바르게 세워 유지시키는 근육으로 복근, 요근(spoas) 등과 함께 작용한다. '부척추근' '유사척추근' 등으로 번역되지만 보건, 의료계에서는 보통 PVM이라는 약어를 그대로 사용한다. - 옮긴이

움직임의 특정 유형이 발견된다. 이번 유형은 내가 오래전부터 찾고 있던 경우로, 감각운동 작용 속에 존재하는 중추신경계의 상태를 말해주는 직접적인 증거라고 할 수 있었다. 패트는 의식 상태에서 목과 요추의 수축을 자신이 원하는 만큼 완화시키는 것이 불가능했다. 그 상태에서 기능의 수준을 말해줄 수 있는 것은 아무것도 없었기 때문이다. 그러나 무의식 상태의 감각운동 작용에서 만약 어떤 변화가 생긴다면 상태는 호전될 수도 있었다. 그래서 그의 불수의적 감각운동기능(sensory-motor function)들에 초점을 맞추었다. 무의식 상태에서는 말이 아무런 효과가 없으므로 감각운동기능과 소통하는 데는 움직임의 감각만이 유일한 언어였다.

근육이 자신의 의사와 관계없이 고통스럽게 수축될 때, 근육을 이완시키고 곧게 펴주는 일에 서두르지 말아야 한다. 만약 근육을 이완하려 힘을 준다면 고통뿐 아니라 그로 인해 증가된 불수의근이 더욱 경직되는 결과를 초래하기 때문이다. 이것이 바로 이전 치료과정에서 패트에게 있었던 일이고 상태를 더욱 악화시킨 원인이었다.

척추를 따라 강제로 근육을 펴기보다, 나는 각 척추단을 2~3센티미터 들어 올리면서 양측으로 그것을 움직였다. 그런 다음 다시 내려놓았다. 그 순간, 고통 때문에 움직일 수 없었던 척추의 움직임이 그에게서 감지되었다. 패트가 느낀 이 움직임은 척추선을 따라 있는 PVM의 스트레칭과는 전혀 관계가 없었다. 그것은 그저 편안한 움직임이었다. 잠시 후 패트는 무심결에 한숨을 내쉬었다. 내가 찾고자 했던 감각운동계의 불수의적 패턴이 편안한 휴식을 취하고 있다는 증거였다. 나는 골반으로부터 늑골 맨 위까지 각각의 척추단을 차례차례 들어 올렸고, 그를 반대로 눕혀 똑같은 과정을 반복했다.

이를 마치면서 나는 패트에게 엎드린 채 고개를 오른쪽으로 돌려보라고 했다. 사실 그는 엎드린 자세에서 고개를 그 방향으로밖에 할 수 없었다. 허리와 경부의 수축된 뒤틀림이 명확하게 나타났다. 나는 이 뒤틀림을 바로잡으려는 대신 그 반대로 자극을 가했다. 뒤틀린 쪽을 살며시 누르면서 요추의 틀어짐을 가볍게 돋우었다. 패트는 다시 한숨을 쉬었다. 이것은 요추를 누르는 행동이 뒤틀림을 증폭시키면서 무의식적으로 요추를 휘게 만든 척추 근육의 작용에 영향을 주었기 때문이다. 내가 이러한 동작을 취하자마자 그의 몸에서 신기한 일이 자동으로 일어났다. 수축된 근육은 할 일이 없기 때문에 완화되기 시작했다. 별도의 수축 프로그램이 필요 없게 된 것이다. 누를 때마다 뭉친 근육이 어느 정도 완화되었고 마지막에는 요추와 목의 근육이 조금 부드러워진 것을 느낄 수 있었다. 근육을 저절로 뭉치게 할 수밖에 없던 불수의 프로그램이 깨지고 있었다.

패트와의 첫 번째 교정시간은 약 40분간 지속됐고, 일주일이 지날 때까지 나는 그와 만날 필요가 없었다. 그가 다시 왔을 때는 더 이상 목 받침을 하지 않았고 진통제 복용을 중단한 상태였다. 처음으로 거의 모든 고통이 사라졌다는 사실에 스스로 놀라고 있을 뿐이었다. 이것이 FI를 실시할 때 보통 발견되는 생리적 현상이다.

날카로운 고통이 전반적으로 사라졌지만 통증과 긴장은 여전히 남아 있었다. 그러나 많이 감소된 상태였다. 이후 네 번의 교정수업 동안 그에게 편안히 움직이는 다른 운동방법을 소개했다. 목 뒤 오른편의 쑤시고 '이상하게' 아픈 감각만을 남긴 채 근육의 긴장도는 꾸준히 감소했다. 하지만 다섯 번째 교정수업을 끝으로 그것마저 사라졌다. 그러나 다음 주에도 통증이 다시 생겼다고 말한 것으로 보아 통증이 완전히 사라진 것은 아니었다. 통증은 일하는 중에 생겨났다고 했다. 여기서 주목할 점은 집에 있던 주말 동안에는 완전히 편안한 상태였다는 점이다.

아홉 번째 교정수업이 끝날 즈음 팻트는 고통에 대한 염려에서 벗어났다. 대신 삶의 긍정적인 단계로 접어들었다. 운동에 대한 흥미가 생겨 야구와 테니스를 다시 시작했으며, 혼자서 요트도 다룰 수 있게 되었다. 팻트의 감각운동계의 재교육은 성공적이었다. 그는 예전처럼 근육을 스스로 조절할 수 있게 된 것이다.

물론 일시적이긴 하지만 간과해서는 안 될 문제도 있었다. 회복 후 긴 여름휴가 동안 그는 성인이 된 후 최상이라고 말할 수 있을 만큼 육체적으로 활동적이고 생기발랄했다. 그러나 3주간의 휴가가 끝날 무렵 비상사태가 발생했다. 그는 운전 중이었고 해결해야 할 어려운 일에 관해 생각하던 중이었다. 목은 다시 수축됐고 다음 날 고통이 계속됐다고 했다. 이것은 48시간 동안 지속되었으나 휴가에서 돌아온 주에 몸은 다시 완전히 편안해졌다.

패트는 직업상 스트레스를 많이 받고 긴장의 수위 또한 높은 편이다. 따라서 이것과 근육의 불수의적 긴장 간의 관계는 명백했다. 그가 해야 할 일은 걱정과 긴장 상태의 연속인 일에서 벗어나 휴식을 취하는 것이고, 이것은 바이오피드백 훈련에 의해 성공적으로 이루어질 수 있었다.

또 하나 주목할 만한 일이 있다. 나는 왜 하필 그의 목 뒤 오른편이 수축되는지에 의문을 갖고 있었는데, 마지막 교정수업 중에 특별한 목 운동을 시키고 있을 때 그가 갑자기 움직임을 멈추며 말했다.

"맙소사, 내가 그동안 새까맣게 잊고 있던 일이 생각났어요. 정말 까맣게 잊고 있었어요. 내가 네 살 때 소아마비를 앓은 적이 있어요. 바로 이 부분, 목 오른쪽이었어요."

이렇게 해서 마지막 의문이 풀렸다. 사람이 스트레스 상황에서 탈진될 때 가장 먼저 굴복되는 부분은 바로 몸에서 가장 약한 부분이다.

교정수업 과정에 있어 패트의 경우는 전형적인 사례다. 고통을 느끼는 상태 또한 비슷하다. 목 근육 경직과 수축은 때때로 원인을 알 수 없는 미스터리처럼 보이지만 우리 사회에서 흔히 볼 수 있는 평범한 현상이다. 우리 의지와 관계없이 간혹 일어나는 근육수축은 때로 설명할 수도 없고, 마치 무언가에 '씐 듯한' 느낌을 갖게 한다.

교정수업을 받으러 온 한 남성은 얼굴이 점점 굳어가고 몸의 상부에 강한 수축을 느끼고 있었다. 마치 바이스로 얼굴을 조이듯 거대한 손이 움켜쥐는 것처럼 느껴진다고 했다. 또 어떤 여성은 얼굴의 감각이 무뎌지며 턱이 굳고 심한 두통으로 관자놀이 부위가 자주 당긴다고 호소했다. 두 경우 모두 근육의 불수의적 수축에 의한 것으로, 각각의 상태에 세밀한 주의를 기울인 몇 가지 교정수업을 통해 모두 무엇엔가 씐 것 같은 고통에서 벗어났다. 다시 스스로 근육을 제어할 수 있게 된 것이다.

그러나 두 경우 모두에서 분명히 나타난 것은 척추에 나타나는 심각한 응축현상이었다. 또한 그들은 불행하게도 심각한 만성적 스트레스에 시달리고 있었다. 씐 것처럼 느껴졌던 두 경우 모두 가정생활에서 심한 스트레스를 받고 있었다는 것도 공통점이었다.

척추가 짧아지면 사람은 줄어들기 마련이다. 문자 그대로 키가 작아진다. 때로 수축은 목에서 심해지지만 요추 부위에 중심을 두는 경우도 많다. 모든 경우 도시문화에서 보통 있는 일이다. 영국과 스웨덴에서 이루어진 연구에 따르면, 최소 성인 인구의 절반이 척추 쇠약의 형태로부터 고통 받는다고 한다. 가장 흔한 질병은 요추에서 일어나는데, 목에서 생겨나는 경우는 그보다 흔치 않다고 한다. 소마의 응축(somatic retraction)을 다루어본 나의 경험으로 볼 때 20퍼센트만이 목에서도 수축을 경험한다고 할 수 있다. 수축이 가장 많이 일어나는 곳은 보통 허리 부분이며, 때문에 스트레스를 받는 사업가라면 의례히 요추증후군을 달고 사는 사람들이 많다.

다음 브라이언의 이야기가 좋은 사례다.

원기 왕성한 브라이언은 정년퇴직한 60세의 사업가이다. 그는 요추가 굽고, 앉아서 신발을 신기 위해 허리를 구부릴 수조차 없는 상태로 은퇴의 삶을 시작했다. 요추의 고통 때문만이 아니라 수축된 요추의 근육 때문에 허리를 구부리지 못했다. 이러한 상태는 10년 동안이나 계속됐으며 오른쪽 엉덩이 관절의 심한 고통까지 겹쳐 매우 심각한 상태였다. 브라이언은 목에도 약간의 긴장감이 있었으나 그것은 1번 요추에서 골반까지 뻗어 있는 요추 전반의 고통에 비하면 아주 미약한 것이었다.

브라이언의 증세가 불수의적 수축의 특정 패턴임을 확인하고 교정수업을 시작하였다. 그 경과는 다음과 같이 나타났다. 첫 번째 교정수업 후 요추 근육은 완화되고 어느 정도 늘어났으며 오른쪽 엉덩이 관절에 나타난 고통은 완화되었다. 두 번째 교정 이후 요추는 훨씬 길어졌고 엉덩이 관절의 모든 고통이 사라졌다. 네 번째 교정 이후 브라이언은 5년 만에 허리를 숙여 자신의 발을 만질 수 있었다. 다섯 번째 교정 이후 그는 10년 동안 하지 못한 동작, 즉

각각의 손을 교체해가며 바닥을 만질 수 있었다. 여섯 번째 교정 이후에는 양손으로 동시에 바닥을 짚을 수 있었다. 더 이상 요추에 어떤 고통이나 쓰라림도 없었다. 그것이 우리가 함께한 마지막 수업이었다. 후에 그는 전화로 젊은 시절 가장 좋아하던 하이킹에 몰두할 수 있게 되었다며 행복해했다. 완전무장을 하고 7마일을 여행하는 등산 모임에도 격주로 참여한다고 했다.

보통 요추증후군이 동반되는 근육경련을 경험해보지 않은 사람은 그 고통이 얼마나 파괴적인지 상상도 못 한다. 이러한 근육경련은 이른 아침 세수하기 위해 몸을 앞으로 구부릴 때도 일어나고, 식품점에서 무거운 장바구니를 들고 나오는 이에게 일어나기도 한다. 특히 허리를 굽혀 아기를 들어 올릴 때 요추에 무리한 부담을 받는 엄마들에게도 전형적으로 일어난다. 또, 정원을 손질하는 사람들도 종종 경험하는 일이다. 근육경련이 일어나면 갑자기 요추가 굳고 매우 강한 고통이 넓게 퍼져서 환자는 며칠 동안 꼼짝할 수 없게 된다. 간혹 근육경련이 너무 심해서 고통 때문에 의식을 잃고 입원하는 경우도 있다.

그것이 목에서 일어나든 요추에서 일어나든 그 고통의 파괴적 성질 때문에 몸 전체의 정상 기능이 마비된다. 식욕도 사라지고 성적 욕구는 물론 정상적인 감정이나 사고까지 불가능해진다. 근육경련은 등에만 국한되지 않고 몸 전체가 고문을 당하듯 고통 속에 굳어진다.

분명한 것은 이것이 단순한 근육통증이 아니라는 점이다. 때문에 요추경련을 경험하지 못한 사람들은 그와 같은 고통을 상상조차 할 수 없는 것이다. 그 고통을 경험해보지 못한 사람은 환자가 고통을 과장하는 것이라 여길 수도 있다. 용감히 고통과 맞서 싸우기보다 무기력하고 약한 척하며 엄살을 떤다고 생각한다. 고통의 크기뿐 아니라 수직으로 서 있는 자세 자체가 무너지고 있는 환자의 상황을 사람들은 이해하지 못하는 것이다. 목이나 요추의 만곡이 너무 심해서 머리의 무게와 더 심하게는 상체의 무게가 목과 요추를 위협하고, 결국에는 부러질 정도로 휘어져 척추 전체가 위험에 빠져버린다. 그 환자는 사실 목이나 등이 부러지거나 불구가 될지도 모른다는 절박한 상황을 경험하고 있는 것이다.

앞에서 언급했듯이, 우리 사회의 성인 대다수는 척추신경 중 특히 요추 부분이 응축되어 있다. 이들의 경우 요추 부위는 전만 아치형을 이룬다. 그것은 등의 요추 부위 왼쪽과 오른쪽 양편에 놓여 있는 신근이 불수의적으로 수축하기 때문이다. 요추증후군을 경험하는 사람들은 척추전만증을 지니고 있으며, 어떤 이는 조금, 어떤 이는 아주 심한 아치형으로 휘어졌다. 몸의 중심이 휜 상태에서 그들의 머리 위에 무거운 것을 올려놓는다면 그 압력으로 등은 더욱 휘게 되어 문자 그대로 끊어질 정도까지 갈 것이다. 누가 긴 막대를 가져다 수직으로 세워놓고 그 위에 상당한 무게를 올려놓는다고 하자. 그 막대는 수직의 곧은 형태를 취하고 있어 쉽게 그 무게를 지탱할 수 있다. 하지만 누군가 그 막대를 구부려놓고 똑같은 무게를 올려놓는다면 막대는 휘고 결국 끊어질 수밖에 없다. 이것이 바로 요추 혹은 경추의 경련을 경험한 사람들이 느끼는 위협이다. 곧 생명에 대한 위협인 것이다.

내가 리처드를 처음 만났을 때 그는 산송장 같았다. 60세인 그의 상체는 거의 수평으로 휘어져 있었고 매우 느린 걸음으로 비틀거리며 들어왔다. 참으로 딱해 보였다. 10년 넘게 계속된 통증으로 몸은 움츠러들었고 목소리는 쉬었으며 피부는 주름져 있었다. 무엇보다 얼굴에는 삶에 대한 절망감이 역력했다. 고통 받는 사람과 함께 일하는 간호사들이 자주 경험하는 것처럼 환자에게 이런 절망감은 치명적이다. 10년 넘게 지속되어온 요추의 고통은 그의 왼쪽 다리로 연결되는 좌골신경통과 복합되어 있었다. 정형외과 의사의 추천으로 그는 알루미늄 볼을 이용하여 대퇴부의 왼쪽 엉덩이 관절의 볼 부위를 교체하는 수술을 받았다. 그러나 이러한 변화에도 엉덩이 관절에 아무런 기능적 변화를 주지 못했다. 똑같은 고통이 계속되자 그는 마지막 희망으로 다리를 절뚝거리며 내 사무실을 찾은 것이다.

그의 몸을 점검하고서 나는 뼈 전체가 불수의적인 근육수축으로 인하여 굳어져 있음을 발견하고는 놀랄 일이 아님을 알았다. 어깨

전반은 굳어 있고 척추는 구부릴 수 없으며 척추 마디는 모두 회전되지 않았다. 엉덩이 관절은 거의 움직일 수 없었고 특히 왼쪽 부분, 허벅다리의 안쪽 근육은 단단히 수축되어 있었다. 그 결과 다리를 15센티미터 이상 벌릴 수가 없었다.

그를 옆으로 누인 후 편안한 움직임으로 그의 척추를 누르기 시작했다. 패트에게 했던 것과 비슷한 동작이다. 이 교정의 결과로 좌골신경통은 전체적으로 사라지게 되었다. 다음 주, 나는 그를 엎드려 눕게 하고 교정수업을 했다. 20분 동안 요추 옆 신근을 풀어 주는 운동을 하니 리처드는 편안히 잠들었다. 오랜 통증으로 고통받던 근육이 이완되니 평화가 찾아온 것이다.

여기서 이완의 중요한 의미는 근육의 불수의적 수축이 풀려 리처드가 의식적으로 그것을 통제할 수 있게 되었다는 것이다. 내가 리처드에게 소개한 것은 단지 움직임이었다. 근육을 편안하고 정상적으로 움직이는 방법이었다. 다음 두 차례의 교정수업 동안 부드럽게 그의 흉부를 회전시키도록 했다. 처음에 왼쪽보다는 오른쪽으로 더 많이 돌아갔다. 그런 다음 그의 회전 능력은 점차 좋아졌고, 완전히 돌릴 수 있게 됐다. 네 번째 교정수업이 끝날 무렵 그는 바로 섰으며, 척추를 적당히 구부리고 움직였다. 무엇보다도 그는 이제 척추 부위에 어떤 고통도 받지 않았고 절뚝거림도 찾아볼 수 없었다. 리처드는 다시 정상인의 모습을 갖기 시작했다. 그의 피부는 더 이상 축 늘어지지 않았으며, 그의 눈도 예전 크기의 두 배가 됐고, 목소리에는 힘이 생겼으며, 비참했던 절망의 체취는 사라지고 없었다.

마침내 그는 자신의 몸을 다시 제어할 수 있다는 자신감을 얻었다. 그래서 리처드에게 앞으로 있을 교정수업 전에 해보고 싶은 특별한 목표가 있는지 물었다. 그는 지난 10년 동안 누군가의 도움 없이는 신발조차 신을 수 없었다면서, 그것이 가능한지 내게 되물었다. 나는 한번 도전해보자고 했다. 그 후 우리는 다섯 번의 교정수업을 진행했고 끝날 무렵 그는 허리를 구부려 양쪽 신발을 신을 만큼 충분히 유연해졌다. 아주 단순한 일처럼 보일 수 있지만 그에게 있어 그것은 하나의 승리였다. 작별인사를 하며 문을 나가는 그의 눈은 빛났고 자세는 곧았다. 영화배우 같은 미소를 보이며 떠나간 모습이 지금도 눈에 삼삼하다.

이러한 예들에 주목해야 하는 이유는 그런 문제가 예외적인 것이 아니라 우리의 일상이 되었기 때문이다. 이와 유사한 경우가 수백 가지나 더 있다. 리처드, 브라이언, 패트가 겪은 고통에 대하여 그들 자신이 당연시 여길 만큼 우리도 이런 문제를 보통 있을 수 있는 현상으로 받아들인다. 이러한 비정상이 우리 사회의 표준이 되어버린 것이다. 문제는 대부분의 사람이 끌고 가는 그 '표준적 삶'이 무의식적인 자기 파괴의 삶이라는 서글픈 현실이다.

우리는 이 점을 무시해서는 안 된다. 만일 사람들이 그것을 의식

한다면 그렇게 하지는 않을 것이다. 그러나 다 아는 것처럼 사람들에게는 선택의 기회가 없다. 감당하기 힘든 무의식적 스트레스가 정기적으로 가중되어 중추신경계가 더 이상 그 부담을 지탱하지 못할 정도로 파괴되고 있는 반면, 그들의 의식은 그것을 정상적 삶이라 여기며 사회의 불운한 희생자가 되고 만다. 이로 인하여 몸의 붕괴가 일어난다. 그제야 사람들은 그것을 의식하고는 몸의 배신에 놀라게 되는 것이다.

위에 기술한 이런 경우들이 바로 소마 응축의 실례다. 응축과 줄어듦은 몸뿐만이 아니라 인간 전체 측면에서 일어난다. 희생자는 신체 구조가 고통스럽게 뒤틀려 있다는 것을 알게 된다. 이러한 구조적 왜곡은 내과 의사, 정신과 의사, 심리치료사 모두가 설명하는 바이다. 의사들은 신체 구조를 바로잡기 위해 여러 가지 시도를 하고 그 상태에 대응하지만, 사실 그런 방법은 효과를 보지 못하는 경우가 많다. 신체 구조의 왜곡은 마지막으로 나타난 현상이기 때문이다. 신체 기능이 통합되지 못한 기간이 매우 길고 강력하여 더 이상 조직이 기능적 스트레스를 견디지 못하는 것이다.

소마의 응축은 기능적인 문제다. 그것은 중추신경계의 감각운동 반응이다. 그런 만큼 일상적인 의식을 넘어서 있으며 언어 수준을 초월한다. 소마 응축은 천천히 무자비하게 발생한다. 근육이 굳어지고 감각각성이 점점 사라져가는 것이다. 고유수용감각과 신체 감각의 쇠퇴는 인간의 성장과정 속에 발생하기 때문에 몸의 주인도 느끼지 못하고 예방할 수조차 없다. 그런 상황에서 무의식적으로 신체파괴 프로그램이 작동되는 것이다. 사람들은 이러한 현상을 정상적인 노화현상이라고 인식한다. 이 점이 우리 문화의 비정상적인 흐름인데도 말이다. 그러나 우리가 신체 왜곡의 기능적 근원을 이해한다면, 이러한 왜곡을 정상으로 돌릴 방법을 발견할 수 있을 것이다.

소마 응축은 매우 특별한 현상이다. 그 특성을 찾는 과정에서 나는 '구부러지기(cringing)'와 '움츠리기(shrinking)'라는 단어를 사용했다. 정확히 말해 이것은 견딜 수 없는 스트레스에 반응하고 있는 신경근육의 기능이라 할 수 있다. 이 과정에서 몸은 스스로 줄어들면서 밖으로부터 안쪽 중심으로 끌어당기도록 기능한다. 요추와 경추 주변의 근육수축으로 등뼈가 짧아질 뿐 아니라 팔과 다리, 어깨 관절 그리고 엉덩이 관절이 안으로 구부러지면서 몸은 수축하고 너비는 좁아진다.

이것은 모든 동물들이 깜짝 놀라거나 고통 받을 때 일어나는 구부러짐과 움츠림의 반응과 똑같다. 그들은 자신을 보호하기 위해 그들의 몸을 보이지 않게 하려는 듯 스스로를 안으로 끌어당기려 한다. 몸의 중심을 향해 더 작고 단단하게, 잘 보이지 않도록 안쪽으로 움츠러든다.

네발 달린 동물의 경우 앞발과 뒷다리를 안쪽으로 당김으로써 땅에 밀착하여 눈에 잘 띄지 않게 만드는 것은 그 동물이 위기에 직면할 때 취하는 생존수단이다. 몸을 작고 움직임 없게 하는 것은 죽은 것처럼 연기하는 방법 중 하나다. 모든 생명체는 움직임을 멈추어 자신을 위장함으로써 전술적으로 눈에 띄지 않게 한다. 살아 있는 동물이라도 움직이지 않고 있으면 공격자는 그것이 생명체라는 걸 알아채지 못한다.

두 발 달린 인간의 경우, 경추와 요추에서 소마의 응축이 일어나는 이유는 척추의 다른 부분은 갈비뼈에 의해서 움츠림이 용이한 반면, 이들 부분에서는 등뼈가 휘거나 사지가 안쪽으로 회전하며 구부러질 때 갈비뼈와 같은 안전장치가 없기 때문이다.

내가 여기에 기술한 것은 단지 사람의 경우에 한정된 것이 아니다. 이 책에서 말하는 소마 응축은 모든 생명체가 그들의 안녕과 생명이 위협당할 경우 일어날 수 있는 생존반응 수단인 것이다. 소마 응축은 위협에 대한 기능적 반응이다. 물론 앞으로 논의하겠지만 그것이 유일한 반응은 아니다.

해설: 직립 기능

중력은 우주의 응집현상이다. 그것이 없다면 질서정연하게 궤도를 도는 우주는 결코 존재할 수 없다. 중력이 없다면 모든 것은 산산이 흩어져 분리될 것이다. 중력은 어디에나 있다. 심지어 거대한 우주의 가장 멀리 떨어진 구석에도 있으며, 이것은 효과적인 원 궤도를 만들어 우주의 물리적 과정이 원활히 이루어지게 한다. 중력은 우주의 교통 통제 수단이다. 중력이 없이도 움직임이 임의로 나타나지만, 중력을 가진 움직임은 곡선을 이룬다.

중력의 법칙이 있지만 중력은 법칙이라기보다 에너지라고 할 수 있다. 아주 기묘한 에너지다. 그것은 눈에 보이지 않으며 모든 물체를 하나로 묶는다. 두 물체 사이에 혹은 더 많은 물체 사이에 존재하는 그 '인력'은 물체들에 의해 만들어진다. 물체 자체 안에 들어 있는 셈이다. 그것은 물체 사이의 빈 공간에 존재하며 그 공간을 서로 결합함으로써 존재한다.

중력은 무형의 에너지다. 그러나 빛에너지는 무형이 아니다. 빛에너지는 광자의 형태나 진동파로 공간을 통해 날아간다. 어느 형태가 됐든 그것은 잡아 측정할 수 있다. 전자기 에너지 또한 측정할 수 있다. 파장의 길이에 민감한 금속이나 수정체를 이용하여 우리는 그 파장을 잡아낸다. 화학적 에너지를 관찰하는 것은 보다 용이하다. 전자 현미경을 통해 분자의 군집현상을 볼 수 있기 때문이다. 열에너지 또한 관찰이 가능한 에너지 형태다. 우리는 그것을 자극함으로써 각각의 원자가 만들어나가는 양태를 관찰할 수 있다.

중력은 파동 안의 질료를 통한 움직임이 아니며 광자처럼 작은 입자로 구성되어 있지도 않다. 중력은 무형이며 어디에나 존재하고, 또한 전능한 능력을 가진 우주의 에테르다. 이것은 세상을 지배하고 모든 기본규칙의 상위에 있다. 신학자들이 얘기하는 '내재하는 신성'을 우주에서 찾는다면 그에 가장 가까운 것이 바로 중력이다. 신은 우주적이고 무소불위하며 법칙의 근원이자 전능하다고 말하기 때문이다. 내 생각에 신학에 준하는 개념 연구 없이 중력의 진정한 본질을 이해하기는 매우 어려울 것으로 보인다.

몸학적 관점이란 무엇보다도 생명의 몸을 만들어나가는 물리적 힘을 관찰함으로써 생명을 파악하는 것이다. 우주의 법칙은 생명의 법칙이다. 따라서 하나를 이해하면 다른 하나도 이해할 수 있다. 열역학의 세 가지 법칙을 이해하면 생명이 이 세 가지 법칙에 의해 자신을 가장 효율적으로 꾸려나가고 있음을 즉시 이해할 수 있다. 이것은 고귀한 생명 현상을 더럽히지 않고 삶의 의미를 외면하지 않는다. 이런 관점 덕분에 생명은 소마로서 구체화됨을 통해 우주의 법칙을 이용하고 그 발전을 위해 그것을 사용하는 존재로 확인되기에 이른다. 생명체는 물질을 지배하고 그 과정 안에서 열역학 법칙을 사용하여 고차원적 통합을 진행시켜왔다.

이런 깨달음은 우리의 의구심을 불러일으킬지도 모른다. 살아있는 존재들이 중력 에너지를 이용하는 것과 성장을 위해 그것을 사용하는 일이 과연 가능한가? 중력이 생명 현상을 억압하거나 제한하는 것이 아니라, 반대로 신나고 특별한 모험이 되게 하는 일이 가능한가?

인간적인 관점에서 보면 중력은 부정적일지도 모른다. 그것은 사물을 무겁게 만들고 무게와 저항을 창조하여 우리를 피곤하게 만들기 때문이다. 생명나무에서 인간이라는 가지의 눈으로 볼 때 중력은 모든 단계에서 우리를 피곤하게 하는 거대한 장애이자 생명의 적처럼 보인다. 그러나 사실은 다르다.

우리가 아는 바와 같이 생명은 물에서 시작되었다. 첫 생명의 소마는 물의 환경 즉 물 밑으로 끌어내리는 중력의 영향을 부력으로 중화하고 그와 더불어 놀게 되었다. 물에서 태어난 첫 소마는 중력으로부터 자유로웠다. 무게를 갖지 않고 원하는 방향으로 자유로이 이동할 수 있었다. 이렇게 할 수 있는 원자는 없다. 임의적인 분자의 결합도 이렇게 할 수는 없다. 어떤 위성도 은하계도 그렇게 할 수는 없다. 그러나 첫 소마는 이렇듯 자유롭게 움직이는 데 전혀 문제가 없었다. 우주의 다른 물질과 달리 소마는 첫 탄생부터 중력에 의해 밑으로 가라앉지 않았다. 물 분자 자체가 갖고 있는 중력 작용 즉 끌어당기는 힘을 이용하여 3차원적 모양을 유지하며 원하는 방향으로 에너지를 뻗어낼 정도로 자유로웠다.

생명 진화의 역사에서는 모든 종이 중력과 관계를 맺고 있다. 중력에 대한 저항이나 그로부터 지탱하는 힘이 필연적으로 발달할 수밖에 없다. 생명이 물속에서만 머문 것이 아니기에 이러한 사실은 의심의 여지를 남기지 않는다. 만약 중력이 위험하다면 어떻게 생명이 물의 부력을 포기한 채 진화하여 척박한 지구상으로 움직였겠

는가? 답은 명료하다. 생명의 소마는 물에서와 같이 땅에서도 부력이 있는 형태로 진화하였다. 그들은 물의 도움을 대체하기 위하여 골격을 창조했고, 바다보다는 땅 위에서 잘 가동될 수 있는 보다 복잡한 신경계를 만들었다.

그리고 지표상에 생명체가 출현한 어느 시점에 소마들은 하늘도 날게 되었다. 처음에는 아마도 다람쥐가 날아가듯 공기의 쿠션을 이용하여 이 나무에서 저 나무로 팔을 뻗어 미끄러지듯 이동하는 형상이었을 것이다. 그 지점을 넘어서서는 뼈와 살을 더욱 가볍게 하고 부력을 높이기 위해 내부 공간을 더욱 크게 만든 구조로 변화되어 나갔을 것이다. 뼈와 뼈 사이에 적당한 각도가 형성되고 뼈를 움직이기에 적당한 근육이 조성되었다. 그 새는 앞날개를 퍼덕일 수 있었고, 물고기처럼 위로 아래로 움직일 수 있게 되었다.

바다에서 땅, 공중에 이르는 진화의 과정 동안 중력과 소마의 관계를 바꿀 것은 아무것도 없다는 사실을 인지할 필요가 있다. 시작부터 지금까지 소마는 부력을 갖고 있으며 내면적으로는 무게가 없다. 만일 그렇지 않았다면 그것은 수백만 년 전에 떨어져 나갔을 것이다. 소마가 '무게'를 갖고 있지 않다는 사실은 문명화된 인간의 관점에서 이해하기 어려울 것이다. 소마는 중력이 그 안에서 우주의 다른 힘처럼 이용될 수 있다는 걸 알고 있었다. 또한 중력이 항상 필요한 것도 알고 있었다.

물론 동물이 중력을 인지하는 법을 알지 못한다면 그것을 이용할 수 없을 것이다. 그들은 지구의 중심으로부터 위로 방사하며 수직으로 작용하는 힘을 인지할 기관을 필요로 한다. 또 어떤 동물의 경우, 몸의 균형이 깨져 기울어진다면 즉시 균형 잡을 수 있는 특별한 기관을 갖고 있다.

척추가 없는 하등동물에서 균형을 잡는 기관으로는 내벽에 감각세포가 정렬된 둥근 모양의 평형포가 있다. 이 민감한 부위의 바닥에는 무겁고 작은 공 같은 것이 치밀하게 들어차 있는데 이 공들은 평형석(문자 그대로, 평형을 위해 서 있는 돌)이라 불린다.

동물의 머리가 기울어지면 그 돌은 평형포의 바닥으로부터 기울어져 몸이 기울어졌다는 것을 알려주면서 한쪽의 감각세포를 향해 구른다. 다른 방향으로 기울어지면 다른 감각 메시지가 중추신경계에 전송된다. 모든 생명체에 있어서 평형기관은 소마의 나머지 움직임과의 관계 속에 진화한다. 평형석이 중심을 벗어나는 것이 감지되는 순간 생명체는 균형을 회복하기 위해 자동 반사 움직임을 실행한다.

어떤 동물은 머리 중앙에 단지 하나의 평형포를 갖고 있다. 또 다른 동물들은 한 쌍의 평형포를 갖고 있으며, 이것은 오른쪽과 왼쪽의 움직임을 자극한다. 만약 사고로 그중 하나의 평형석이 고장난다면 그 동물은 기울어져 있기 쉽고 아마도 원 안에서 움직일 것이다.

대부분의 동물은 그들 자신의 평형석을 만들기 위해 화학적 프로그램을 보유하고 있다. 이들은 중력을 이용하는 평형석을 만들기 위해 칼슘 성분을 분비한다. 갑각류의 동물은 밖으로 열려 있는 그들 껍질의 갈라진 틈 속에 평형포를 가지고 있다. 그들은 갈고리 발톱을 가지고 한 알의 모래를 집어 들어 열린 틈 속에 떨어뜨린다. 이는 평형석을 자신에게 공급하는 직접적인 방식이다. 모든 갑각류의 동물은 주기적으로 껍질갈이를 하고 그때 껍질을 잃는다면 평형기관을 잃게 된다.

이것을 알고 있는 동물학자 크라이들(A. Kreidl)은 금방 껍질갈이를 마친 참새우를 이용해 교묘한 실험을 했다. 그는 모래나 다른 조각들이 없이 여과된 바닷물에 참새우들을 집어넣고 거기에 모래 대신 작은 쇳조각을 풀었다. 새우 무리가 그 쇳조각을 새로운 평형포로 집어 들었다. 모래 대신 철 조각도 잘 작용했다. 그런데 쇳조각은 중력의 당김에만 대응하는 것이 아니라 자기장의 인력에도 반응했다. 크라이들은 쇳조각으로 된 평형석이 자성에 의해 당겨질 것이라 생각하면서 강한 자석을 새우에게 직접 가져갔다. 쇳조각은 감각작용을 하는 벽의 꼭대기를 향해 위쪽으로 당겨졌다. 참새우는 중력에 반응하는 평형석의 위치 변화를 경험하고 그들이 거꾸로 있다는 것을 알았다. 그리고 무슨 일이 일어났을까? 자석이 새우 위에 멈추었을 때 그들은 즉시 뒤집어 누워 마치 정상적인 현상인 것처럼 균형을 잘 잡았다.

척추가 있는 고등동물의 평형기관은 매우 정교하여 돌을 필요로 하지 않는다. 인간을 포함한 이러한 동물들이 갖는 평형기관은 감각 말단이 체액에 잠겨 있는 형태다. 움직이는 동안 체액이 앞뒤로 이동하면서 다른 감각세포를 자극한다. 그 결과 그 동물에게 몸이 수직의 중심에서 얼마나 벗어났는지 알려준다. 이렇듯 엄청나게 민감한 측정 장치는 심지어 하급동물들에게서도 발견된다. 하등동물의 대명사 격인 민달팽이는 몸이 3분의 1도만 기울어져도 수직 균형의 변화를 찾아낼 수 있다.

이 원시적 균형감이 신체 동작 프로그램과 자동연결되어 있는 방식을 이해하게 되면 소마가 바로 서는 것이 얼마나 중요한지 깨닫게 된다. 수직으로부터 근소하게 기울어져도 전체 메커니즘은 균형을 회복하기 위한 행동에 들어간다. 소마의 중심 특성이 '안정화된 불안전성'이란 점을 상기한다면 소마는 중력과 평형기관을 통하여 항상 스스로 안정화되는 방식을 취한다고 할 수 있다.

소마들은 늘 움직이기 때문에 항상 균형을 잃는다. 그러므로 그들은 수직 균형을 회복시키는 방법을 끊임없이 발전시켜왔다. 이런 중력 프로그램은 모든 생명체가 갖고 있는 일반적 능력의 예일 뿐이다. 생명체들은 기능을 최대한 효율적으로 사용하기 위하여 그 프로그램을 안정되고 조화롭게 만들었다.

이런 중력과의 시원적인 관계는 소마의 신체 구조와 그것이 기능하는 방식에 기초한다. 우리는 바로 서 있는 기능을 통하여 소마를 인식할 수 있다. 아무리 균형을 잃더라도 우주에서 가장 바로 서 있는 자세를 고집하면서 그 자세로 회복하려는 존재다.

  인간의 탄생 초기 반사기능을 통해 직립 기능이 얼마나 강력하고 원초적인지를 확인할 수 있다. 태아기 자세로 있는 동안, 그리고 태어났을 때, 중력에 반하는 반사기능이 없는 상태에서 척추가 형성된 유아는 곧 머리를 드는 실험을 시작한다. 움직임과 근육이 채 발달하지 않은 유아를 엎어 눕혔을 때 느닷없이 머리를 치켜드는 현상을 보면 신기하기만 하다. 이렇듯 머리를 위로 치켜드는 것은 중력을 넘어 머리의 수직성과 균형을 찾기 위함이다. 태아기 자세 동안 신생아는 목과 허리 부분에 굴곡이 형성되지 않는다. 그러나 중력을 제어하기 위한 충동으로 목 뒤쪽의 신근과 몸통 아래쪽의 신근이 발달하기 시작한다. 이렇게 유아기부터 성인의 전형적인 직립 자세인 경추와 요추 부위의 곡선이 발달한다. 세 달이나 네 달이 되었을 때 유아는 엎드려서 다리를 공중에 드는 것을 포함하여 전체 목과 등을 아치형으로 구부릴 수 있는 모든 방법을 시도한다. 어린아이들에게는 이것이 서고 걷는 것을 위한 첫 움직임이다.
  중력을 제어하는 신근의 초기 발달이 없다면 유아는 서는 방법을 배우지 못할 것이다. 또한 우리가 알고 있는 것처럼 정상적인 인텔리전스의 감식 기능을 포함하여 다른 소마 기능이 발달하지 못할 것이다. 중력에 저항하여 길게 몸을 세우기 위한 충동은 사지동물 등에서도 볼 수 있다. 그것들은 공통적으로 등으로 눕는 송장 자세를 대단히 싫어한다. 땅 위로 몸을 세우기 위해 신근이 다리와 등을 수축하는 과정에서 사람의 아기 때처럼 자동적으로 엎드려서 뒤뚱거리며 몸을 세우려고 애를 쓰는 것이다.

똑바로 서는 것은 자신감 있는 성인의 표시다. 물론, 우리가 똑바로 서는 것을 배우는 방법은 특히 목과 등에 있는 신근을 수축함에 의한 것이다. 똑바로 서는 데 편안함과 효율성을 보장하는 신근은 중력을 제어하기 위해 발달된 최적의 도구다. 불행히도 이러한 근육은 어떤 특정 상황에서 척추를 보호하기 위해 강한 수축을 불러일으킨다. 경추나 요추가 과도하게 긴장될 경우 척추가 최적의 균형점을 벗어나기 때문에 신근이 과도하게 수축되는 현상이 일어난다. 목과 등의 심한 굴곡은 과도신장(hyper-extension)의 결과며, 이것이 바로 앞에서 '소마 응축'이라 설명했던 것이다. 이러한 상태는 오랜 기간 동안 강하게 받아온 스트레스와 직접 연관된다.

자신감 있는 성인이란 군대식 표현으로 '두 발로 똑바로 서' '남자답게 일어나'라는 표현과 맞물려 있다. 그 표현 속에는 목과 허리를 과도하게 신장시키라는 명령이 살며시 감추어져 있다. 턱을 당기고, 가슴을 앞으로, 어깨는 뒤로, 무릎은 붙여서 뒤로 하는 군 훈련 자세는 노골적인 과도신장 자세다. 정교한 과도신장에 의해 척추를 왜곡시키는 명령인 것이다. 스트레스에 대한 가장 일반적인 반응은 '남자답게 일어나는 것'이며, 우리는 유아기 적에 처음 등을 뻗었듯이 무의식중에 자동으로 등을 뻗는다. 그것은 똑바로 서는 것을 배움으로(즉, 신장된 자세로) 세상에서 자신의 위치를 잡는 것에 준하여 더욱 똑바로 서는 것으로써(즉, 과도신장된 자세로) 세상 스트레스에 반응하자는 것이다. 그러나 과도신장된 상태는 전혀 '똑바로'가 아니다. 그것은 오늘날 대다수의 성인 인구에 퍼져 있는 척추전만증이라 불리는 질환이다.

놀란 사람의 전형적 반응 양태는 과도신장에 기인한 소마의 응축과 움츠림의 발생이다. 위협에 직면했을 경우, 정상적인 사람들은 신근 수축이 활발해지면서 더욱 담대하고 방어적이 된다. 원시사회에서는 위협이 지속되는 짧은 기간 동안 신체 수축이 지속되었다. 그러나 현대사회에서의 인간은 (실제든 상상이든) 끊임없는 위협과 도전을 받기 때문에 무서운 신체 수축 자세가 그만큼 지속되고 있다. 오랜 기간 계속된 그러한 자세는 결국 고통스러운 경련을 일으키고 관절에 염증을 만든다.

한데 곧바로 뻗은 중심선 뒤로 상체를 당기는 신체 수축이 두려움에 대한 자세라면, 앞으로 구부려 몸의 직립을 무너뜨리는 반대 자세는 어떨까? 우리는 최적의 직립 자세를 잃는 두 가지 경우를 알아야 한다. 소마 응축은 근육의 신장을 유지하기 위하여 기운이 지나치게 들어가 몸이 잘못되는 현상이다. 그러나 소마 붕괴는 기운이 빠지면서 몸이 반대로 잘못되는 현상이다. 에너지와 함께 근육긴장도가 떨어지며, 앞으로 굽어져 태아기 자세처럼 된다. 소마 붕괴는 매우 늙고 약하고 뇌가 손상됐거나 정신분열증 환자의 경우 나타나는 자세다. 그것은 실패와 절망의 자세다. 치료사들은 정신분열증 환자의 전형적인 자세가 앞으로 푹 꺼져 있음을 알고 있다. 또한 고개가 뒤로 젖혀지는 데 저항감을 갖고 있음을 목격해왔다.

요컨대, 최적의 효율적인 직립 자세는 지나치게 몸을 신장시키지도 않고 너무 작게 만들지도 않은 상태, 그 사이를 유지하는 균형감에 있다. 바꿔 말하면 중력에 지나치게 복종하지도, 그렇다고 지나치게 저항하지도 않는 균형감을 유지하는 자세를 말한다. 휄든 크라이스가 이야기하는 최적의 균형감이란 신근과 굴근이 동일하게 작용하며 근육이 적정 긴장 상태를 보이는 것이다. 균형 잡힌 직립 자세는 근육의 긴장 역시 균형 잡힌 수준을 의미한다. 앞에서 볼 때 척추는 절대적 수직이지만, 옆에서 볼 때의 척추는 완벽한 수직 정렬에서 다음에 열거하는 지점을 중심점으로 상호보완적인 굴곡을 이루고 있을 것이다: 귓구멍, 상완골의 돌기, 대퇴골 상부의 돌기, 무릎 중간 부위, 복사뼈의 중간 부위. 이것은 어릴 적 머리를 들어 올리려는 첫 시도와 함께 유아가 발달시킨 최적의 직립 자세다.

구조적으로 볼 때 척추가 신체의 중심인 것이 확실하듯 기능적으로는 직립 행위가 그 중심이 된다. 인간에게 문명과 언어가 있기 전, 이 행성에 인간이 생겨나기 전에 각각의 모든 소마에는 '서기'의

체화 기능이 있었다.

산다는 것은 움직이는 것이다. 어떤 형태로든 움직이는 것이다. 소마의 움직임은 임의로 이루어지지 않는다. 그것은 어떤 기능적 상수를 갖고 있는데 그중 하나가 온갖 신경 메커니즘을 통한 '서기'이다. 적절히 기능하는 모든 생명체는 '서기' 위해 애쓴다. 수직성과 위로 뻗어나감은 건강하고 효율적으로 작동하고 있는 소마의 표시다.

'서기'는 일반적인 소마 기능이다. 그것은 단순한 신체적 기능이 아니라 우리 행동의 모든 면, 즉 사고, 인지, 감정, 판단 등에 있어서 일반적 효율성을 나타낸다. 이러한 일반적 기능에 장애가 있다면 필연적으로 우리 행동의 모든 면에서 일반적인 장애가 발생함을 의미한다.

예를 들어, 소마의 왜곡을 수반하지 않는 심리적 장애는 없다. 소마 왜곡이 사라지지 않으면 정신병리학도 사라지지 않는다. 빌헬름 라이히(Wilhelm Reich)는 신경증과 신체의 직접적인 관계를 지적한 최초의 정신분석학자였다. 그는 모든 신경증 환자들이 성적 기능에 장애를 일으키는 것을 관찰했다. 이것은 부정할 수 없는 진실이다. 모든 심리적 상태는 건강한 것이든 병적인 것이든 항상 신체적 시스템에서 일어나는 감각운동계 활동을 반영하는 것이기 때문이다. 서 있는 기능에서 장애가 발견되면 인간 행동의 전반적 시스템에서도 일반적 기능 불량을 확인할 수 있다.

심리요법의 초점이 되는 언어와 문화변용의 이면에는 건강과 효율적 기능의 주요 결정인자가 되는 감각과 움직임의 초언어적 영역이 존재한다. 모든 생명은 첫 움직임으로부터 중력의 수직적 끌어당김에 반하여 위로 일어선다. 생명의 몸을 인도하는 경이로운 힘인 중력에 저항하면서.

소마의 고정

인간의 중추신경계가 몸의 기능적 핵심인 것처럼 척추는 몸의 구조적인 핵심이다. 사실 그것들은 구조적으로, 기능적으로 동일한 기관이다. 척추를 따라 걸쳐 있는 모든 운동신경은 척추 앞부분에서 나오는 전기화학적 자극을 통해 근육으로 이동한다. 이때 자극이 근육 조직으로 퍼지면서 그 조직을 수축시킨다. 척추 뒤쪽으로 연결된 감각신경은 동일한 근육, 건, 관절에 도달해 그들의 동작, 굴곡 각도, 수축 강도 등의 정보들을 중추신경계에 전달한다.

이와 같이 척추는 윗몸의 무게를 지탱해주는 일 외에 몸의 말초신경에 있는 감각운동세포와 중추신경에 있는 감각운동세포 사이의 운동과 감각 자극을 중계해주는 중심 기능을 갖고 있다. 척추 위에 꽃처럼 피어 있는 두뇌는 감각운동기능의 동시 지배를 반영하고 있다. 대뇌피질 가장 윗부분에 감각운동신경다발이 있는데 그것은 귀 위쪽과 사이에 있는 뇌의 둥근 표면을 넘어 뻗어 있고 서로 떨어져 있다. 운동신경다발은 중심에서 앞부분에 있고, 감각신경다발은 중심에서 뒤쪽에 위치한다. 두뇌의 꼭대기에서부터 척추의 밑부분까지 감각운동신경계는 합리적으로 구성되어 있다. 운동신경과 감각신경은 생명체의 중심에서 나오는데, 운동신경은 언제나 앞에, 감각신경은 항상 뒤에 위치한다.

두뇌의 기본 구조가 앞부분, 뒷부분, 그리고 좌우로 구성되어 있다는 것을 마음속에 새겨두는 게 중요하다. 말하자면 사람의 머리를 봄과 동시에 두뇌가 어떻게 조직되어 있는지를 보는 것이다. 두뇌는 앞을 마주 보게 되어 있다. 시신경들은 앞을 향해 두 눈으로 움직이고, 밑에 있는 후각기관은 코로 향하고, 청신경들은 관자놀이로부터 나와 귀를 형성하는데 이 역시 앞을 향한 구조를 갖고 있다. 원격인식 능력을 갖춘 이 세 감각기관은 몸 밖에서 일어나는 일들을 대뇌에게 알린다.

감각기관들은 이렇듯 세상을 향해 위치한다. 눈은 혀와 같이 동작의 범위를 가지고 있다. 그것들은 머리의 앞부분에 고정되어 맡은 역할을 담당한다. 감각기관들은 영원히 한 방향으로 고정되어 있지만 우리가 살고 있는 세상은 360도의 방향이 있다. 만약 어떤 일이 벌어지는지 알고 싶다면 우리는 원하는 곳을 향해 머리를 좌우로 움직일 수밖에 없다. 이 말은 우리 척추가 회전할 수 있어야 된다는 뜻이다.

원시사회에서는 숲에 살거나 넓은 들판에 살거나 감각기관을 이용할 줄 아는 생존의식이 있어야 살 수 있었다. 머리를 회전하는 능력은 살아남을 수 있는 기능이며, 사람이나 다른 모든 포유류의 능력이다. 말미잘이나 불가사리와 같은 원형동물은 머리와 몸통이 고정되어 움직이지 못한다. 그들의 생존방법은 식물과 같이 한곳에 있는 것이다.

이러한 생물학적 이유 때문에 인간의 머리 회전 능력은 필수적이다. 이 기능을 가능하게 하는 것이 곧 척추다. 머리의 바로 밑에 머리를 지탱해주는 일곱 개의 경추가 있다. 그리고 이들은 자유롭게 순환하고 운동할 수 있는 17개의 가슴관과 요추 위에 있다. 굉장히 유연한 24개의 척추는 상반신과 머리가 넓은 범위 안에서 움직일 수 있게 해준다. 하지만 중추신경이 잘못되면 그 기능이 원활하게 이루어지지 않는다. 이런 상황이 발생하면 인간의 생존 확률이 감소하며 몸은 위험에 처하게 된다.

어느 3월 아침에 그러한 상황에 처한 것처럼 보이는 사람이 절름거리며 내 사무실로 들어왔다. 래리라는 이름을 가진 그는 55세의 약사였다. 래리의 몸통은 앞으로 20도 정도 구부러져 있었고, 몸을 좌우로 흔들며 오리와 유사하게 걸었다. 그가 말해준 의학적 진단은 5번째 요추에 좌골신경통이 있고, 그 통증이 왼쪽 엉덩이 관절 부위까지 느껴진다는 것이었다. 그의 오른쪽 엉덩이 관절도 굉장히 쑤시다고 했다. 일반 의학적 치료는 효과를 보지 못했고 카이로프랙틱 전문가도 고치지 못했다. 그는 약사라서 하루 종일 서 있어야 했지만 통증이 너무 커서 그 일을 계속할 수 없었다.

나는 그를 눕혀 몸이 어떻게 움직이는지 관찰했다. 래리는 키가 작고 건장하며 원통형 가슴을 한 땅딸막한 사람이었다. 그가 오른쪽 면으로 누워 있을 때, 그의 골반 오른쪽 부분을 살짝 눌러서 앞으로 쉽게 기울 수 있는지 알아보았다. 하지만 움직이지 않았다. 반대쪽으로 눌러봤다. 하지만 그쪽으로도 움직이지 않았다. 팔로 가서 우측 어깨에 나의 손을 두고 다시 앞으로 눌렀다. 이곳도 움직이기를 거부했다. 그다음에 머리를 내 두 손에 놓고 목이 얼마나 움직이는지 보았다. 이곳도 역시 움직이지 않았다. 늑간 근육이 이완되었다면 부드럽고 유연해야 할 갈비뼈를 눌러봤다. 그것도 마치 강철판을 누르는 듯 딱딱했다. 래리의 온 몸통, 골반에서부터 머리까지는 큰 시멘트 블록과 같았다. 정말 굉장했다. 나는 마치 대리석으로 사람 형상을 만들어놓은 무생물을 누르는 것 같았다.

그리고 나는 그의 다리로 주의를 돌렸다. 천천히 오른쪽 다리를 들어 올려서 몇 도로 회전시켰다. 움직임은 있었지만 약간 움찔하고 고통스러워했다. 조금이라도 움직여진 것이 다행이었다. 왼쪽 다리도 오른쪽과 같이 움직일 수 있다는 것을 깨달았다. 그의 움직임 기능을 조사해봤을 때 골반부터 위로는 움직임이 없었고 오직 엉덩이 관절 밑의 다리 부분만이 움직일 수 있었다.

이런 증상에 이르기까지 래리는 다음의 과정을 겪었다. 몇 년 동안 래리는 상반신을 사용하는 일이 점점 줄어들었다. 진단서 용지를 받으려고 손을 뻗을 때에도 견갑골마저 움직이지 않았다. 하지만 몸통 기능이 분화되지 않은 한 덩어리였다면 그는 어떻게 움직였을까? 그 대답은 명백하다. 그는 엉덩이 관절을 과하게 사용한 것이다. 래리는 몸을 앞으로 뻗을 때 엉덩이로부터 몸통 전체를 앞으로 굽혔다. 좌우로 움직일 때 그는 오직 엉덩이 관절과 발목만을 사용한 것이다. 걸을 때도 엉덩이 관절만 사용했다. 결론적으로 그의 상반신이 엉덩이 아랫부분에 심한 압박을 주게 되었고, 그 부담이 엉덩이 관절로 가는 바람에 그 부위가 상습적 고통에 시달리게 된 것이다. 그는 좌골신경통을 앓는 게 아니었다. 그가 느낀 것은 신경통이 아니라 근육섬유를 계속 남용해서 마치 완전군장으로 30마일을 행진한 용병같이 근육이 몹시 민감해진 상태에서 아프고 쑤신 것이었다.

이렇게 기능이 문제가 된 상황에서 어떻게 몸 상하부의 이상한 조화를 방지할 수 있을까? 엉덩이 관절을 과도하게 사용하지 말고 이를 위해서는 상반신을 회복해야 할 것이다. 구조상으로 볼 때 그의 고관절은 잘못된 게 없었지만 기능적으로 그의 척추는 전체에 문제가 있었다. 그것은 스스로 회전할 수 없는 상태였다. 마치 몇 년에 걸쳐 래리는 척추를 어떻게 움직이는지 기억하지 못하는 사람이 된 것 같았다. 소마의 망각*의 한 종류였다.

이동하지 않는 근육은 움직이지 않는 근육이다. 근육과 관절 안에는 움직임이 있어야 한다. 때문에 래리의 '망각' 증세는 비단 척추와 윗몸의 근육을 어떻게 움직이는지 잊은 것뿐 아니라 이 근육들이 어떻게 느꼈는지도 잊은 것이다. 그에게는 17개의 다른 척추와 각 개의 갈비뼈 그리고 흉곽과 분리된 어깨가 있다는 인식이 전혀

---

* '소마의 망각(somatic amnesia)'은 몸에서 일어나는 감각운동기능 망각현상으로 주로 몸학적 접근만이 그 해결책이 된다. '감각운동망각(SMA: sensory-motor amnesia)'이라고도 불린다.

없었다. 스스로 감각을 느끼기 위한 고유수용감각(proprioceptive senses) 능력이 상실되어 있었다. 실로 그가 느낄 수 있었던 유일한 것은 변치 않는 엉덩이 관절의 통증이었다.

객관과학인 생리학 측면에서 관찰해보건대, 래리의 운동계는 비활성 상태였다. 하지만 생리학적 관점에서 근육 전체의 작용을 파악하기는 불가능하다. 근육이 정지될 때 감각이 정지하는 현상은 객관적으로 나타나지 않기 때문이다. 래리는 근육으로부터 감각적 피드백을 받지 못하고 있었기 때문에 알아차릴 수가 없었다. 내적 의식의 관점에서 보면 그는 더 이상 몸통을 가지고 있는 것이 아니다. 따라서 몸통 부위가 단순히 동작을 멈춘 상태가 아니라 아예 존재하지 않는 것이었다.

그래서 처음부터 나는 그에게 마비된 부분이 존재한다는 사실을 상기시키기 시작했다. 그를 옆으로 누인 다음 그의 견갑골 경계선을 누르기 시작했다. 견갑골의 근육은 몸의 다른 부분으로 연결되는 곳이었다. 이런 식으로 견갑골의 테두리를 빙 둘러서 눌러보았다. 내가 래리의 근육을 움직여주자 그로 인해 감각세포가 활성화되었다. 래리의 입장에서 보면 그가 언제부턴가 잊고 살던 어깨뼈의 그림을 머릿속에 상세히 그려주고 있는 셈이었다. 나는 비언어적인 방식으로 그에게 자신의 어깨뼈를 '보여주고' 있었다.

근육을 누름으로써 새로운 감각 정보를 탄생시키면 아주 특별한 프로세스가 진행된다. 근육의 감각자극이 운동근육과 나란히 있는 대뇌피질로 전달되는 것이다. 어깨뼈 둘레의 감각기관을 누르자 그 자극이 운동근육의 뉴런으로 퍼졌다. 래리의 견갑골을 그의 머릿속에 그려 보이는 작업은 동시에 운동근육뉴런을 자극하고 활성화시켰다.

내 손의 접촉으로 그에게 신경 그림을 스케치시킨 다음, 그의 견갑골의 중앙 쪽 경계 위에 손을 올려놓았다. 그러자 놀라운 일이 벌어졌다. 미약하나마 견갑골이 움직인 것이다. 그다음 반대쪽 견갑골의 바깥 경계 부위를 눌러봤더니 역시나 약간의 움직임이 느껴졌다. 이 변화에 고무되어 견갑골 중앙의 낮은 부위도 눌러보았다. 그리곤 굳어 있던 견갑골을 위아래로 움직이는 데 성공한 것이다.

이런 과정을 통해 그의 오른쪽 견갑골 전체를 자유자재로 움직이게 할 수 있었다. 또한 그를 반대로 눕힌 후 같은 작업을 함으로써 동일한 결과를 얻을 수 있었다. 나는 래리에게 두 개의 견갑골이 있음을 확인시키고 그것을 어떻게 움직여야 하는지 가르쳤다. 그가 내게 받은 수업은 감각운동 시스템에 전해지는 비언어적인 가르침이었다. 어깨를 움직이기 전에 감각기관이 어깨가 있음을 의식하고 있어야 함이 중요했다. 이렇게 해서 첫 만남의 말미에 래리는 자신의 어깨를 움직일 수 있게 되었다.

두 번째 만남에서도 마찬가지였다. 갈비뼈와 등 밑 부분에 똑같이 감각 수업을 진행해보니 척추를 움직이고 회전할 수 있었다. 그의 몸은 꽤나 느리게 반응했다. 하지만 움직이기는 했다. 래리는 잊었던 자신의 무언가를 통해 움직이고 있었다. 감각각성(sensory awareness)과 잊어버렸던 움직임을 되찾고 있던 것이다. 그의 몸통뿐 아니라 거기서 분화된 2개의 견갑골, 2개의 쇄골, 그리고 그가 생각한 것보다 많은 척추뼈들이 의식의 범주에 들어왔다.

그가 세 번째 왔을 때는 좋은 소식을 가지고 왔다. 그는 절뚝거리지 않고 똑바로 설 수 있었으며, 엉덩이 관절의 모든 통증도 사라졌다는 것이다. 하지만 그는 조금 더 나아지길 원했다. 우리는 척추의 회전 범위를 넓혀서, 앞을 향하고 서서 몸을 돌릴 때 몸통이 골반에 수직 가까이 오도록 좌우 80도 정도까지 회전할 수 있도록 만들었다. 그것은 대부분의 운동선수도 이루기 힘든 회전 범주였다.

그는 기뻐했고 기대감에 부풀어 떠났다. 그러나 기대가 너무 큰 나머지 문제가 발생해버렸다. FI를 통한 기능 회복은 때로 저절로 이루어진 마법 같아서 내담자 입장에서는 심한 운동을 자제할 필요가 있었다. 그에게 이러한 주의를 주지 못한 것이었다. 네 번째 만났을 때 그는 다시 절뚝거렸고 왼쪽 엉덩이 관절이 욱신거린다고 했다. 무슨 일이 있었냐고 물었더니 그는 통증의 끝을 경축하기 위해 친구들과 함께 골프를 쳤다고 의기소침하게 고백했다. 드라이버로 아주 세게 스윙을 해서 감각을 되찾은 지 얼마 안 된 몸통을 심하게 뒤틀었다고 했다. 그의 몸통과 엉덩이 관절은 그만한 일에 준비가 안 돼 있었다. 그러자 감각세포들은 그에게 실수를 저질렀다고 외쳐댄 것이다.

그러나 그의 엉덩이 관절은 그다지 고통스럽지 않았다. 48시간 동안 약간 욱신거렸을 뿐이다. 그는 교정수업을 두 차례 더 받았고 여섯 번째 교정수업의 결과는 양호했다. 그는 편해졌고 유연해졌으며 골프를 칠 수 있을 만큼 상태가 호전되었다. 움직임이 활발해지고 고통이 없어졌을 뿐 아니라 25년쯤 젊어져서 다시 서른 살이 된 것처럼 의기양양한 몸짓으로 사무실을 떠나갔다.

의료적 관점에서 래리의 회복은 불가능했다. 문자 그대로 치료가 불가능한 상태였다. FI를 잘 알지 못하는 사람이 여섯 차례의 교정수업을 통해 회복되었다는 사실은 굉장한 일이다. 하지만 이런 일이 계속 벌어진다면 더 이상 놀랍지도 않을 것이다. 그리곤 또 다른 질문이 생길 것이다. 래리의 척추 전체는 굳어 있었고 회전할 수 없었는데, 인간이 몸을 회전하는 방법을 잊는다는 게 어떻게 가능할까?

소마 응축의 논의에 있어 살아 있는 몸은 위협, 두려움, 어려운 도전과 지속된 스트레스 때문에 바깥쪽에서 안쪽으로 오그라들 수 있음을 보여주었다. 정상적으로 기능하는 몸이라도 외부로부터의 스트레스 때문에 위축되곤 한다. 래리의 경우 나타난 소마의 경직은 척추의 응축 현상이 아니라 고정 현상에 더 가깝다. 허리나 목의 근육은 거의 수축되지 않았고 전방을 향해 척추가 고정된 것은 별개의 결과다. 몸이 수축되는 경우 인간의 수직면인 신장이 줄어들고 짧아진다. 그러나 몸이 고정되는 경우에는 인간의 수평면 동작의 범주가 줄어들면서 척추를 축으로 양쪽으로 회전하는 범위가 제한된다.

나는 서로 다른 공간 차원에서 기능적 장애가 일어나면 상황에 따라 상이한 반응을 보인다는 사실을 알아냈다. 때로 소마 응축과 소마 고정이 한꺼번에 발생한 내담자를 보긴 했어도 두 가지 경우는 각각 다른 카테고리에 속해 있는 증세임이 분명하다.

만일 래리가 내게 어째서 회전 동작이 불가능하게 한 자세로 고정되었는지 묻는다면, 그가 서른 살이었던 25년 전과 지금 그가 하고 있는 매일매일의 운동, 버릇 그리고 생각하는 것이 어떻게 다르냐고 되물을 것이다. 그때와 지금의 상태는 매우 다를 것이기 때문이다. 지난 25년간 그의 인생이 풍요로워지거나 새로운 방향으로 접어들었는지, 아니면 삶의 폭이 점점 좁아지면서 더욱 전문화되는 방향으로만 흘러갔는지 물을 것이다. 지금 품고 있는 열망과 도전, 소망과 두려움이 서른 즈음과 어떻게 다르냐고 물을 것이다.

나이 듦에 대한 일반적 편견 중 하나는 우리가 늙어갈수록 젊어서 하던 일을 할 수 없다는 생각이다. 그러나 진실은 나이 먹어가면서 젊을 때 하던 일을 우리 스스로 점점 멈춘다는 사실이다. 수많은 가능성에서 일정한 직업을 찾아가듯이, 서로의 짝을 찾아 결혼하듯이, 수많은 희망 중에 가능한 것들만을 성취하듯이, 우리의 열망은 가라앉고 폭넓은 범주에 잠재하던 움직임들이 몇 가지 습관으로 굳어지듯이 삶의 폭이 불가피하게 좁아지고 이동할 공간조차 점점 줄어드는 것을 어쩔 수 없이 받아들이게 된다. 인생의 가능성은 한계를 맞게 되고 때로는 사라져 버린다. 궁극에는 매일매일 판에 박은 현실만 존재할 뿐, 삶의 기능은 전문화되고 제한되고 만다.

많은 성인처럼 래리의 인생도 예외는 아니었다. 인생의 목적은 어른이 되면서 좋은 직업을 얻어 자리를 잡고 불안정한 삶에서 벗어나는 것이다. 인간은 자유와 새로운 열정의 불확실성이 가져다 주는 불안감에서 탈피하여 안전하며 고정된 패턴의 삶을 추구하려는 유혹에 빠진다. 이 과정에서 인간의 몸은 점점 단순해지고 단지 똑바르며 고정된 것에 순응하게 된다.

래리는 주변을 둘러보지 않게 되었다. 더 이상 무언가를 찾기 위해 주변을 둘러볼 필요를 못 느낀 것이다. 솔직히 말해서 다른 길을 찾지 않고 안정된 삶을 살아가는 것보다 좋은 게 어디 있을까? 바로 이렇게 생각하면서 그의 삶은 점차 변화를 잃었다. 24개의 등뼈가 한 블록이 되어 움직임을 멈췄듯이 래리의 잠재적 가능성은 한 방향의 삶 속에 융해되어버린 것이다.

이런 이유로 그에게 침묵의 '수업'을 시행하면서 삶에 대한 태도에 문제가 있음을 지적했다. 감각운동계가 깨어나자 래리는 열정과 모험심을 되찾았다. 무엇인가를 더 할 수 있게 되었고, 무언가를 더욱 열망하게 되었다. 살아 있는 인간은 자신의 살아 움직이는 기능을 통해 자신의 생활을 몸적으로 이해하게 된다. 그 과정에서는 그들의 심리적 자아가 생리적인 자아와 동일하게 드러난다. 한 사람의 마음과 몸이 살아 있는 개인, 살아 있는 인간의 소마를 통해 동시에 드러나는 것이다. 그러므로 개인 소마의 레퍼토리는 성장하면서 점점 더 풍요로워질 수 있으며, 퇴보하면서 더욱 빈약하게 될 수도 있다. 성 마태오가 말한 비유 중에 이와 비슷한 내용이 있다. "무릇 있는 자는 받아 풍족하게 되고 없는 자는 있는 것까지 빼앗기리라. 이 무익한 종을 바깥 어두운 데로 내어 쫓으라. 거기서 이를 갈며 슬피 울리라." 그리고 그에겐 척추의 회전도 없을 것이다.

소마의 고정은 여성에게 생길 수도 있지만, 대부분 남성에게 일어나는 현상이다. 믿음직스럽고 안정되며 단 하나의 역할에 충실한 남성에게 발생하는 심리생리학적인 문제이다. 일반적으로 그런 남성에게 있어 취미생활은 직업과 따로 떼어놓고 생각할 수 없을 것이다. 삶은 최소한의 움직임으로 축소되고 뜻밖의 일 역시도 극소화시킨다. 어떤 관점에서 굳게 한곳만 바라보는 소마 고정은 장점이 될 수 있다. 그렇듯 불변하는 남자는 신뢰가 가는 남자이다. 그런 남자는 똑같은 일을 한 방향으로만 되풀이한다. 은행 관리자는 이런 남자를 더할 나위 없이 적합한 은행원으로 볼 것이다.

미국 문화에 있어 이런 소마 고정은 작은 도시나 농촌 공동체에서 많이 발생한다. 그런 지역에서는 이렇게 고정되고 꾸준한 태도가 대접받기 때문이다. 몸적으로 고정된 사람은 구식을 따르는 편이다. 엄격한 역할을 고수하는 전통은 아시아나 유럽 도시문화에서도 비슷하게 나타난다. 이러한 현상은 라틴족보다 게르만족에서 자주 나타나는데, 이런 사회에서는 완고하고 고집 센 사람들이 눈에 띄게 많다. 바로 충성심과 귀족정치가 이러한 현상의 원인이다. 자신의 역할을 상속받고 당대의 자유로운 평민과는 대조적으로 살기 위해 소마가 고정되도록 훈련받은 프랑스나 이탈리아, 스페인의 귀족들도 같은 경향을 보인다. 귀족들에겐 소마의 고정으로 인해 여성이 남성과 같은 지위에 서게 되는 경우도 있다. 장엄하고 당당한 태도를 지닌 60세의 프랑스 여성 지도자는 꼿꼿하고 확고한 자세를 유지함에 있어서 프러시안 귀공자보다 조금도 뒤지지 않는다.

나는 척추 회전이 되지 않는 사람들을 볼 때 그들이 자신의 경직된 상태를 알아채지 못하고 있음을 알 수 있었다. 소마 왜곡의 모든 사례에서 보는 바와 같이 감각운동 시스템이 위축되고 있는 사실 역시도 모르고 있었다. 50세의 은행원에게 골반을 왼쪽으로 돌리라고 한 적이 있다. 움직이기를 기다리면서 그를 지켜보는데 아무런 반응이 없어 다시 한 번 회전해보라고 말했다. 그는 "방금 했습니다"라고 대답했다. 이에 나는 "골반을 오른쪽으로 움직여보세요"라고 말했다. 그리고 기다렸다. 하지만 아무런 움직임이 없었다. "움직이셨나요?" 하고 물었더니 그가 "네"라고 대답했다. 움직이려고 의도했기 때문에 그는 자신이 움직였다고 믿고 있었지만, 감각운동세포가 위축되었기에 그의 의도는 아무 소용이 없었다. 마비가 분명하였다.

정형외과 의사들은 관절염에 의한 척추교착상태(ankylosing spondylitis)라는 특이한 질환을 이따금 만난다. '스폰딜리티스'는 척추의 고통스러운 류머티즘 관절염을 가리키고, '엔킬로시스'는 척추가 단단한 뼈로 서서히 융해되는 현상을 가리킨다. 이 무서운 질환은 설명하기도 어렵다. 아무도 그 원인을 밝혀내지 못하고 있는 탓이다. 이 질병은 별 이유 없이 그냥 일어난다. 질병소인은 유전적인 것일 수도 있다. 통증은 골반 뒤에 있는 관절의 마디에서 시작해서 서서히 척추에 고통을 주며 그것을 따라 올라간다. 당사자는 척추를 구부리고 뻗을 수 있지만 회전시키는 것은 거의 불가능하다. 등뼈가 점점 고정되면 연골조직과 뼈가 파멸되고 관절의 강직 현상이 시작된다. 다시 말해 척추가 융합되면서 포커 척추(poker spine)라는 것이 생성된다. 결국에는 온 척추가 칼슘껍질로 싸이고 석회화가 진행되어 완전히 고정된다. 이 질병이 치명적인 것은 아니다. 질병에 걸린 환자는 계속 살면서 걸어다니고 움직임만 제한될 뿐이다.

몸학적 관점에서는 원인 없는 질환들은 그에 대한 생리 의학적 정보도 없다는 점에서 호기심을 자아낸다. 더구나 어처구니없는 사실은 척추교착 상태에 빠진 환자의 90퍼센트가 20~40세의 남성이라는 사실이다. 이러한 통계는 문화적 요인과 유전학적인 요인을 대변한다. 단호하며 굽히지 않는 소마 고정이 남성의 의무라는 것을 강하게 반영한다. 만약 그렇다면 옛날 전통적 관념에서 볼 수 있던 단호하고 확실하며, 무조건 믿음직스러운 성인 남성의 이상형은 그의 각성능력 및 운동능력이 꾸준히 퇴화하는 상태에서 만들어졌음을 유추할 수 있다. 소마의 망각은 소마 고정의 전제조건이다.

여기까지 두 가지 소마의 공간 왜곡 상태를 논의해보았다.
① 소마의 응축은 우리가 서 있을 때 수직선(키)이 줄어드는 것을 말한다.
② 소마의 고정은 몸이 옆으로 회전되지 못하게 정면으로 고정된 상태다.
생명체의 이 두 가지 공간 왜곡은 형성방식과 노출방식에서 현격한 차이가 있음을 알 수 있다.

해설: 대면 기능

생명의 특성 중 몇몇은 지극히 평범한 것이어서 당연한 것으로 여기고 산다. 원초적 특성일수록 더 그러하다. 그것은 인식의 저변에서 떠도는 보편적인 현상들이기 때문이다. 소마가 중력에 의해 똑바로 균형을 유지하는 것은 그런 특성 중 하나다. 또 다른 예가 있다면 대면 기능을 하는 얼굴이다.

소마는 기능을 바탕으로 이루어진 생김새이기 때문에 얼굴의 대면 기능은 삶의 기본적인 특성이라고 말할 수 있을 것이다. 살아 있는 것들에 얼굴(face)이 있음을 알면서도 얼굴이 바깥세상을 대면하는(facing) 신체 구조라는 것을 깨닫지 못하는 것은 이상한 일이다.

세상에 살아 있는 피조물 중 가장 단순한 조직의 하나가 아메바라고 믿는다면, 대면 기능은 얼굴 그 자체보다 더 중요하다고 여길 것이다. 아메바는 아예 얼굴이라는 고정된 구조가 없다. 그것은 막과 세포질밖에 없으며 얼굴, 앞, 뒤가 없다. 그렇지만 아메바도 우리와 같이 세상을 대면한다. 그것이 무언가를 원하면 '위족'이라고 불리는 손과 손가락을 원하는 쪽으로 뻗고 움직인다. 아메바는 창조된 새로운 공간을 향하여 세포질을 스스로 방사하기 시작한다. 앞쪽과 뒤쪽으로 나눠지지 않은 구조로 인한 부담이 없기 때문에 어떤 다른 방향으로도 들어갈 수 있다. 소마 기능을 갖고 있는 한 그것은 구조에 의존하지 않아도 된다. 기능만으로 아메바는 다른 생물처럼 세계를 향해 나갈 수 있다.

소마가 세상을 향해 나가는 것은 생명체로서의 자연스러운 모습이다.* 소마는 언제나 움직이고 있다. 소마가 움직일 때마다 그것은 세계를 대면하고 세상을 향해 나아간다. 세상을 향해 나아가는

---

* 'face'와 마찬가지로 'head'는 명사로 '구조'를 나타내지만 동사일 때는 '……로 향하다'라는 기능적 쓰임새에 주목할 필요가 있다. – 옮긴이

것이 힘들다면 뒤로 물러나 달아날 수도 있다.

아메바와 같이 단순한 생물은 머리나 꼬리가 있는 형태로 만들어지지 않았다. 기능은 있지만 구조가 결여되어 있는 것이다. 머리가 없고 꼬리가 없는 생물은 아메바뿐만이 아니다. 온 식물 세계가 그럴 것이고, 둥글거나 방사선형의 동물, 해파리나 불가사리 등도 구조가 생략된 기능만으로 존재한다. 25만 종의 단세포 생물 중에서 아메바만이 머리와 꼬리가 없다. 다른 종류의 단세포 동물은 머리가 인도하고 꼬리가 따라가는 구조로 되어 있다.

움직임이 머리-꼬리 구조를 창조한 것이다. 구조를 만드는 것은 다름 아닌 기능이다. 생물학자들은 이러한 생물의 특징을 잘 알고 있다. 특별한 신체 구조를 보고 그들이 던지는 첫 번째 질문은 '무슨 기능을 위해 있는 것인가?' '무엇을 위해 만들어졌는가?'이다. 어떤 몸의 구조는 그 동물의 생존과 번식을 위해 진화하고 살아남았다. 그러므로 어떤 구조의 특색을 관찰할 때 첫 반응은 '그 기능이 무엇인가?'여야 한다. 우리 소마의 구조가 머리-꼬리로 형성되었으면, 이것은 소마가 앞으로 움직일 수 있는 보편적이고 근본적인 기능을 갖고 있음을 알아야 한다.

같은 관점으로 식물, 해면류, 불가사리 등과 같이 머리-꼬리 구조가 없는 단순한 소마들을 보게 되면, 그것이 앞으로 움직이는 일에 거의 관심이 없다는 걸 알 수 있다. 오히려 그것들은 한곳에 박혀 있거나 좋든 싫든 간에 물의 흐름에 따라 움직인다.

식물은 움직임 없이도 생존할 수 있다. 움직임 없이도 아주 잘살 수 있다. 움직이며 영양을 찾는 것이 아니라 양분이 풍부한 지역을 서식지로 삼는다. 그들이 '서식지로 삼는다'는 말은 다른 소마들처럼 식물 역시도 원시시대부터의 기능이 있음을 의미한다. 뿌리를 밑으로 깊숙이 박고 자신의 몸체를 위로 올려 중력과 균형을 맞춰 서 있기 위해서이다.

식물에게 앞으로 움직이는 능력이 전혀 없는 것은 아니다. 그들에게는 햇빛과 이산화탄소가 필요하다. 때문에 그들은 필요한 것을 찾아 뻗어나간다. 예를 들어, 덩굴은 무엇이든지 타고 오르며 햇빛을 받는다. 잎과 꽃들은 빛에 의해서 닫히거나 열릴 뿐만 아니라 빛을 '향해' 동쪽에서 서쪽으로 빛을 따라 움직인다.

찰스 다윈은 식물과 동물을 구분 짓는 뚜렷한 선이 없음을 생물학자들에게 보여주며 기뻐하곤 했다. 이런 애매한 예를 잘 보여주는 것이 해면류이다. 200년 전까지만 해도 생물학자들은 해면류가 확실히 식물이라고 믿었다. 해면류는 고정된 물체에 뿌리박고 살며 식물처럼 생기기도 하였다. 하지만 1766년 존 엘리스(John Eliss)는 해면류가 자신의 관을 통해 물을 활발하게 방출하는 것을 발견했다. 후에 해면류는 모든 식물의 타고난 성분인 섬유소가 없는 걸로 밝혀졌다. 게다가 미발달된 근육구조와 신경구조가 발견되었다. 그리하여 그것은 동물로 편입되었다. 하지만 그것은 다세포 동물도 단세포 동물도 아닌 묘하게 합쳐진 생물이다. 다윈은 동물적 기능이 식물에도 있음을 보았다. 당시 생물학자들의 믿음과는 달리 비너스 파리잡이풀이 자기가 잡은 것을 소화하기 위한 위 조직을 갖고 있는 점을 확인했다.

소마는 무엇을 향해 나가거나 그 반대 방향으로 간다. 동물의 몸 구조가 이 동작 선을 반영한다. 동물 소마는 앞뒤 움직임 탓에 가늘고 길게 형성된다. 만약 소마가 움직이지 않는다면 가장 효율적인 모양은 원형일 것이다. 하지만 움직인다면 소마의 형태는 유선형이 될 것이다. 유선형의 의미는 외부 형태만의 변화가 아니라 내부 형태의 변화에도 효율적이다. 일정한 기관들은 앞을 향하여 움직이고 중심선 주변으로 균형이 잡힌다. 긴 신경계 코드는 후에 척추 코드 안으로 발전한다. 진보된 소마가 선호하는 모양은 기다란 모양이다. 머리가 앞에 있어 감각기관 지시의 중심이 되어주고, 이것은 신경계의 코드를 따라서 꼬리까지 내려온다. 이 모양은 앞을 향해 가는 움직임의 기능에 알맞은 형태라고 할 수 있다.

생명을 이해하기 위해서는 가장 단순한 수준의 생명체에서조차 '앞으로 나아가는 경향'이 있음을 인식하는 게 중요하다. 생명의 몸의 기본적인 구조나 기능은 이런 사실을 증명한다. 생명의 움직임은 상대적이거나 중립적이 아니다. 생명의 의도는 전진하는 움직임이다.

모든 소마는 무언가를 향해 움직인다. 생물의 가장 기본적인 수

준에서도 살아 있는 몸 안에는 그것을 안내하는 체계가 있음을 알고 있다. 그러므로 소마의 가늘고 긴 신체 구조에서 감각기관은 모두 머리 속이나 얼굴에 위치한다. 소마는 자신이 어디를 향하는지 알아야 올바른 방향으로 나갈 수 있기 때문이다. 따라서 짚신벌레와 같이 작고 단순한 구조의 단세포 생물도 자신을 스스로 안내할 수 있는 인공두뇌학적 체계를 지닌다.

　소마의 앞으로 움직이는 성향*에 관계된 주목할 만한 기관이 또 하나 있다. 바로 감각운동계이다. 하등생물체에서 보는 바와 같이 신경세포가 없을지라도 감각 기능은 작용한다. 근육섬유가 없어도 수축하는 운동 기능은 가능하다. 모든 소마의 기능은 구조에 선행하는 것으로 보인다. 고등생물계로 가기 위해 소마가 상위의 고등 질서 속으로 자신을 합성시켜나가는 자연계의 법칙으로 진화를 설명할 수 있다. 고등기능이 구조를 변화시켜나가는 것이다. 똑같은 보편적 소마의 기능이 수천 개의 다른 방법으로 표현될 수 있다. 뱀, 새, 개구리, 원숭이는 모두 앞을 향해 움직이도록 만들어졌지만 그들의 근육조직과 감각기관의 위치 그리고 중앙신경조직의 배열은 실로 다양하다.
　몸이 가늘고 길게 된 형태, 머리-꼬리의 구조, 지향성, 감각운동

---

* 여기서 저자는 '앞으로'라는 표현을 공간적 이동뿐만 아니라 진화 차원의 시간적 이동에까지 적용하여 사용했다는 것을 주의 깊게 보아야 한다. - 옮긴이

안내체계가 모두 대면하고 앞을 향하여 움직이려는 소마의 원초적 기능에서 왔다는 사실을 강조하고 싶다. 이 기능이 그냥 생겨난 것이 아니라 자연이 소마에 부과한 것이라는 사실을 알면 더욱 놀랍다. 물질계에는 어떤 몸이든지 길이, 깊이, 너비라는 3가지 공간적 차원이 있어야 한다. 나는 이미 소마에 부과되는 공간의 첫 번째 차원을 이야기했다. 중력을 넘어 확장되는 사지와 몸이 바로 그 차원에 있다. 이것은 똑바로 서게 하는 기능을 창조했다. 두 번째 공간차원은 깊이와 관계한다. 이것은 두 가지 수평차원 중 첫 번째에 해당된다.** 이 차원에 의해 소마는 두개골에서 꼬리로 연결된 구조가 형성되었다. 이것은 유선형이어서 그렇기도 하지만 화살처럼 한 방향을 가리키기 때문에 한 방향으로 이동하는 데 아주 유용한 몸의 구조이다.

단순한 구조상의 관점에서 보면, 소마는 방향성이 필요 없다. 하지만 기능적 관점에서 보면 방향성을 갖는 구조의 필요성이 명백하게 나타난다. 소마는 원소의 상위질서합성을 통해 가능하게 되는 일종의 에너지의 체계다. 우리는 이미 엔트로피 법칙에 반하는 생명에너지 시스템의 질서와 효율에 대해 논의한 바 있다. 소마는 하나

** 첫 번째 수평차원을 '깊이'와 연결시킨 것은 소마가 대면 기능과 함께 세상 '속으로' 들어감을 생각한 것이다. 두 번째 수평차원은 다음에 논의할 '너비'에 관한 것으로 핸들링의 기능을 말한다. - 옮긴이

의 몸으로 존재하기 위해 필요한 에너지보다 더욱 많은 양을 갖는다. 소마가 중력 위에 부력으로 떠돌아다니기 때문에 초과 에너지는 수평면 위에서의 움직임에 쓰인다.

그런데 소마의 초과 에너지는 수평면의 어느 방향으로 쓰여야 할까? 소마의 효율적 작동에 적용되는 열역학 법칙을 잘 아는 우리에게 답은 명백하다. 아메바같이 이동 시마다 몸의 구조를 변화시키는 것은 우리에게 비효율적임이 분명하다. 우리 소마는 앞을 향해 일직선으로 움직이도록 준비되어 있기 때문이다.

따라서 모든 다세포 생물에게는 얼굴이 있다. 기본적인 생물학에서부터 고급 심리학에 이르기까지 적용되는 몸학의 법칙은 동일하다. 모든 생물은 세계를 통하여 길을 찾는다. 그들의 식욕은 원하는 영양분의 에너지를 향하여 입을 열게 되어 있다는 말이다. 얼굴은 체세포에 있어서 가장 필요하고 민감한 부분이다. 소마의 가장 의미 있는 부분은 얼굴이란 뜻이다. 모든 동물은 다른 동물의 얼굴을 관찰하고 그의 의도를 알아낸다. 상대의 입과 이빨이 보이는지, 눈 주위의 살, 귀의 위치가 어떠한지 등을 살펴보고 상대편이 어떤 짓을 할지 알아내곤 한다.

《사람과 동물의 감정표현(The Expression of the Emotions in Man and Animals)》에서 찰스 다윈은 동물의 움직임, 즉 공격할 것인지 달아날 것인지를 처음으로 묘사했다. 공격하기 직전의 성난 개는 귀를 앞으로 기울이는 동시에 뒷부분을 올리고, 입을 열어 송곳니를 보인다. 겁을 먹거나 다루기 쉬운 개는 귀를 뒤로 젖히고 등을 아래로 부드럽게 하고 입술을 안면 구석으로 당긴다.

동물학자 콘라트 로렌츠와 그의 동료들은 다른 동물의 구성원에 나타난 싸움이나 달아나는 행동을 세밀하게 기록해놓았다. 이 동물행동학적 연구는 다행히 유인원에서 끝나지 않고 인간, 즉 우리를 포함시켰다. 이러한 동물행동학은 몸학의 관점에서 볼 때 인간태도를 미리 알아볼 수 있다는 면에서 훌륭한 스승이었다. 동물행동학이 아니었다면 사람이 냉소할 때의 모습이, 개가 이를 드러내는 것이나 고양이가 공격을 준비하는 것과 동일하다는 것을 몰랐을지도 모른다.

우리는 앞으로 움직이기 위해 얼굴을 지닌다. 이것은 심리학적인 사실이 아닌 몸학적 사실이다. 모든 동물은 자기가 원하는 것을 본다. 만약 한 동물이 자신이 원하는 곳으로 향하지 않고, 보지도 않고, 그것을 향해 움직이지도 않는다면 그 동물이 겁을 먹었거나 아프다는 것을 의심할 여지가 없다. 인간 심리학에 있어서도 이 사실을 아는 것은 매우 중요하다. 인간은 세상을 향해 똑바로 볼까? 얼굴과 머리가 곧바르고 직립인가? 똑바로 다른 사람들을 쳐다보는가, 아니면 고개를 약간 돌리는가? 이러한 의문은 쥐에서 사람까지 모든 경우에 가능하다.

몸학적 이해를 통해 생명의 역사와 그 발달단계를 자세히 알아볼 수 있다. 생명의 변화를 통해 배우고, 그 다양성에서 그리고 발달역사에서도 배운다. 프랑스 철학자 모리스 메를로 퐁티는 역사를 지리학적 용어로 설명했다. 한 층이 점차 다른 층을 덮는 나무의 나이테같이 지구의 광물 침전물이 순차적으로 층을 이루는 것이 생명의 '퇴적작용'과 같다고 말했다.

생명은 양파와 같은 역사적인 구조를 지닌다. 한 층을 지나면 다른 한 층이 덮고 있다. 지나친 왜곡 없이 생명을 이해하는 방법은 양파의 껍질을 하나씩 벗기는 것과 같다. 양파 역시도 생명나무에서 진화한 것으로 안으로 들어갈수록 비슷한 것 같지만 조금씩 더 단순해지고 작아진다. 각각의 층은 변화하는 것처럼 보이지만 많은 차이는 나지 않는다. 양파의 껍질 층은 벗겨지면서 양은 감소하고 점차 그 중심으로 들어간다. 이때 우리는 명백한 진실을 보게 된다. 기초적인 몸적 패턴(생명의 패턴)은 가장 단순한 것부터 가장 복잡한 것까지 모든 소마들에게 지속적으로 남겨져 있는 것이다. 이러한 패턴을 아는 것은 살아 있는 존재들이 기능하는 단순하고 기본적인 방식을 아는 것이다.

'직립'이 바로 기본적인 패턴의 하나이고, '대면'은 또 다른 기본 패턴이다. 그것들은 살기 위한 기능이다. 모든 생명체가 바로 서 있고 대면하고 있음에 주목함으로써 그것들이 우리에게도 얼마나 중요한지를 확인할 수 있다.

인간에게 대면하는 기능이 진화하면서 부가적 특징이 생겨났다.

원하는 방향에 주의력의 초점을 맞추는 것이다. 우리의 모든 의식적 주의력은 전체 감각운동 체계를 동원함으로써 주의력이 향하는 방향을 따라 바깥세상의 어떤 것을 가리키거나 내부의 어떤 것을 가리킨다. 한순간에 한 방향을 대면하듯이 우리의 의식도 한순간에 한 방향으로만 움직일 수 있다. 개인의 소마가 한 방향을 대면할 때 다른 곳으로 향할 수 있는 체계가 남아 있지 않다. 새로운 방향을 향하려면 전체 체계를 한 단위로 재편성할 필요가 있다.

인간이 아닌 소마는 그 대면방식에 있어서 계통발생적인 반면, 인간은 그러한 계통발생의 프로그램에서 벗어나 있다. 우리는 언어를 통해 이런 생물학적 프로그램을 문화적으로 바꿨다. 몸학 교육자들은 의식의 초점을 우리 소마의 내부과정에 맞추는 인간 고유의 능력을 활용하라고 한다. 감각운동 체계를 동원할 수 있는 능력을 통해 우리는 몸의 특정 움직임을 고립시킴으로써 새롭게 발견된 움직임을 중추신경계로 통합시킬 수 있고, 이로 인해 더욱 효과적이고 능률적으로 움직일 수 있다.

직립과 대면이 원시적인 기능이어서 진부하고 현대와 동떨어진 것처럼 보일지 모른다. 하지만 그렇지 않다. 아무리 오래된 기능이라 하더라도 살아 있는 한 항상 새롭고 신선할 수 있다. 생명의 기능은 늙는 법이 없다. 그 원초적 생명의 몸은 여전히 살아 있다.

소마의 편향

"모르는 일은 당신에게 상처를 주지 못한다"라는 속담은 그럴듯하게 들린다. 그러나 사실은 다르다. 우리가 몸 안에서 일어나는 현상에 대해 무지하다면 삶이 망가질 가능성이 높다. 사실 그런 일이 정기적으로 벌어지고 있다. 델피 신전에 적혀 있는 "너 자신을 알라"라는 말을 더 깊이 음미해보자.

일반적으로 우리의 관심을 끄는 것은 바깥세상이다. 사회적 물리적 환경의 끊임없는 압박과 도전 때문에 우리 내면에서는 인지하지 못하는 사이에 긴장과 불균형이 서서히 자라난다. 종종 몸이 아픈 사람이 찾아와서 "어떻게 나한테 이런 일이 생길 수 있느냐"라는 넋두리를 하곤 한다. 그럴 때 나는 의식 이면에 오랜 시간에 걸쳐 자리 잡고 있던 문제가 서서히 표면으로 드러난 것뿐이라고 설명해준다. 만약 그 문제가 자라날 때 조금만 관심을 가졌더라면 아마도 자신의 내면에 벌어지고 있는 일을 일찍 알아챌 수 있었을 것이라고. 하지만 대부분의 성인은 이런 자아 감지 기능을 거의 사용하지 못한다.

내면을 향하는 일은 삶의 변화를 위한 강력한 방법이다. 내면으로 주의를 돌리는 일은 수동적으로 지각하는 심리적인 행위라기보다 능동적이고 적극적인 생리적 행위로 보인다. 창밖의 나무를 응시하는 것은 나무에 영향을 끼치지 않지만, 내면의 자아를 응시하는 일은 그것과는 전혀 다르다. 우리 자신에게 엄청난 영향을 준다.

실제로 내면으로 주의를 돌릴 때 놀랄 만한 결과가 발생한다. 만약 어떤 사람이 동작을 멈추고 왼쪽 귀에 주의를 기울인다면 왼쪽 귀는 선명하게 의식될 것이다. 단지 일 초 전만 해도 그 부분은 불분명하게 가려 있었지만 이제는 그곳에 서치라이트가 비춰진 상태다. 몸의 나머지 부분이 희미한 배경이 되어 그것은 더욱 두드러지게 나타난다. 몸의 한 부분에 의식을 집중시키는 것은 아주 특별한 감각운동기능이다. 왜냐하면 한 방향의 감각운동 체계를 활성화할 뿐만 아니라 동시에 모든 다른 방향에 주의를 보내지 못하도록 억제하는 것이기 때문이다. 이 말은 의식을 집중하는 일이 모든 감각운동 체계 전부에 작용하는 것이고 우리 몸 모두에 적용되는 과정이라는 뜻이다.

우리가 한 번에 한 방향을 향할 수 있는 것과 마찬가지로 의식을 집중시키는 것도 한 번에 한 곳으로만 가능하다. 의식이 향하는 곳은 아주 복잡하거나 단순할지 모르지만 그것은 항상 하나의 사물이나 사건을 향하고 있다. 의식을 집중할 수 있는 힘을 얻으려면 다른 모든 곳을 배제하고 오로지 한 방향을 향하고 있어야 한다. 래리의 어깨에 대한 신경학적 그림을 그리려면 그로 하여금 어깨에 집중하면서 동시에 움직여보게 하는 행위로도 충분하다.

우리는 아침에 어느 쪽 발부터 양말이나 신발을 신었는지 기억하지 못한다. 평생 자신이 바지를 입을 때 어느 쪽 다리를 먼저 넣는지 모르면서 사는 것도 이해할 만하다. 사람들은 서 있을 때 무의식적으로 어떤 다리에 의지하고 있는지, 다리를 꼴 때 어느 다리가 위에 오는지, 혹은 깍지를 꼈을 때 어느 엄지가 위로 올라오는지 거의 알지 못한다. 그럼에도 불구하고 대부분의 사람들은 오른쪽이나 왼쪽 중에 어느 쪽이 일관되고 습관적인지에 대해서는 잘 알고 있다.

대체로 오른손잡이가 깍지를 끼면 그의 오른쪽 엄지가 왼쪽 엄지 위에 놓인다. 오른손잡이가 바지를 입을 때는 오른발부터 들어갈 것이고 왼손잡이라면 그 반대일 것이다. 대부분 오른손잡이는 자동으로 오른쪽 다리를 편안하게 하기 위해 왼쪽 다리에 무게를 실을 것이다. 그에게 있어서 이와 같은 행위는 오른쪽 다리를 비롯한 모든 오른쪽이 왼쪽보다 더 '똑똑하다'고 생각하기 때문이다. 만일 수영장에서 물이 차가운지 확인할 때 그는 왼쪽 다리로 몸을 지탱한 채 오른쪽 다리로 확인할 것이다. 같은 사람이 공을 찰 때에도 왼쪽 다리로 지탱한 채 '똑똑하고' 더욱 확실한 제어가 가능한 오른쪽 다리로 찰 것이다. 가끔씩 그렇지 않은 경우가 있기는 하지만 그런 경우 문제를 일으킬 수 있다.

나는 새로운 내담자를 맞으면 그가 바로 서 있는 정면 모습을 보기 위해, 눈을 감고 가만히 서 있어보라고 청한다. 어떤 사람이 가만히 서 있을 경우, 대부분 코에서부터 시작해서 턱 그리고 양

가슴의 중심을 지나 배꼽, 그다음에 치골의 중앙으로 내려가는 직선이 형성된다. 마찬가지로, 양 어깨와 골반 양쪽도 수평의 선을 그릴 것이다. 그러나 항상 그런 것만은 아니다.

가끔씩 나와 정면으로 마주하고 있는 사람을 보면 오른쪽 어깨가 왼쪽보다 살짝 낮다는 것을 알 수 있다. 종종 이 사람의 머리는 오른쪽으로 살짝 기울어 있다. 더욱 자세히 관찰해보면 왼쪽에 비해 오른쪽 엉덩이가 오른쪽 어깨에 가까이 살짝 올라가 있는 것도 관찰된다. 만약 형광투시경을 쓸 수 있다면 내담자의 몸 안에서 일어나는 여러 가지 문제를 관찰할 수 있을 것이다. 오른쪽 갈비뼈가 왼쪽보다 더욱 밀착되었다는 것, 척추는 살짝 휘었다는 것, 게다가 그에게 어느 쪽 다리가 길어 보이냐고 물으면, 재봉사가 항상 왼쪽 다리가 더 길다고 말했다며 왼쪽 다리를 가리킬 것이다. 만일 등에 손을 대고 양쪽 척추 근육의 단단함을 측정해본다면 왼쪽보다 오른쪽이 더 단단한 것을 확인할 수 있을 것이다.

이 모든 상태를 종합해볼 때 골격에 붙어 있는 근육이 균형을 깨고 있지 않다면 골격은 언제나 대칭적으로 균형을 이루고 있을 것이다. 이런 전제 하에 다음과 같은 모습을 그릴 수 있다. 무의식 속에 습관이 되어버린 이 사람의 신경운동 패턴은 오른쪽이 수축되어 있고 왼쪽에 실려야 할 무게를 오른쪽에서 떠받치고 있는 형세다. 한 가지 명심할 것은 이렇게 삐뚤어진 사람을 오른쪽으로 기울어진 빌딩처럼 고정된 건물로 취급해서는 안 된다는 점이다. 이와는 달리 그를 살아 움직이는 인간으로 봐야 한다. 즉 그의 신경계가 살아서 항상 오른쪽으로 당기고 있다는 점에 주목해야 한다. 이런 신경계의 쏠림 상태를 여기서는 '소마의 편향(somatic lateralization)' 이라고 부를 것이다.

 평소 자주 사용하는 쪽으로 자신의 무게가 치우친 사람은 그 부분에 상당히 높은 긴장도의 골근육 시스템을 형성하게 된다. 만약 그들이 오른손잡이라면, 근육의 긴장으로 인한 압박이 오른쪽에 있을 것이고, 결국 이 압박은 대가를 치르게 된다. 대다수 사람에게 보이는 오른쪽 어깨의 통증이나 오른쪽 목 부위 통증이 그것이다. 가끔 오른편 발목과 무릎의 고통을 호소하는 경우도 있고 오른쪽 요추의 통증도 만연되어 있다. 때때로 사람들은 우측 뇌의 편두통을 호소하기도 한다.

 찰리는 오른쪽 골반 부분에 심한 통증이 있었다. 5년 전부터 시작된 통증 때문에 잘나가던 운동선수였던 그는 결국 운동을 포기하고 말았다. 수영만이 그가 편안히 할 수 있는 유일한 운동이었다. 오른쪽 골반 연결 부위의 연골이 심하게 손상되었다는 의학적 진단을 받았다. 정형외과 의사는 골반 연결 부위를 교체하는 외과적 수술을 제안했지만 그는 수술 대신 잠시 고통을 없앨 수 있는 실리콘 주사방식을 선택했다. 그러나 고통이 다시 찾아오면 재차 주사를 놓아야만 했다. 게다가 몇 차례의 시술 후 그 방식은 먹히지 않게 되었다. 나를 처음 보러 왔을 때 그는 지속된 고통으로 힘겹게 절뚝거리며 구르듯 들어왔다.

나를 정면으로 바라본 찰리의 모습은 왼쪽에서 부는 강한 바람으로 쏠려 있는 듯 보였다. 머리는 오른쪽으로 기울어져 있었고 어깨도 5센티미터 정도 처져 있었으며 심지어 얼굴 오른편까지 쏠려 있었다. 그는 오른손잡이였고 오른쪽에 편두통이 있다고 하였다. 몇 가지 검사 결과 그의 몸을 받치고 있는 쪽도 오른쪽 다리로 나타났다. 나는 그의 왼편과 오른편의 척추를 돌아가며 만져보았다. 오른편의 근육은 복잡한 케이블 같은 반면 왼쪽 편은 매우 부드러웠다. 찰리는 전형적인 '소마의 우측 편향'이었다.

그를 돕기 위해 한쪽으로 쏠린 자세를 양쪽으로 균등하게 바꿀 수 있는 방법을 찾아야 했다. 정확히 말해서 그가 오른 다리로 서는 버릇을 바꾸고, 몸무게를 왼편으로 실을 수 있는 근육 시스템을 가르치는 것이었다. 상체의 무게를 지탱하기 위해 골반 연결 부위를 사용함으로써 그 부위가 아래로 처져 있었던 것이다. 무게가 한쪽으로 치우쳐 있음에도 그는 한 번도 그 무게를 다른 쪽으로 옮길 생각을 하지 못했다. 끊임없이 한쪽으로 쏠리게 만든 보이지 않는 바람은 절대로 느낄 수 없는 바람이었다. 찰리는 자세가 한쪽 옆으로 치우쳐 있다는 것을 의식하지 못했다.

한 사람의 자세를 바꾼다는 것은 수백 개의 불수의근의 움직임 패턴을 수정하는 것이니 쉬운 일이 아니다. 찰리의 눈을 바라보면서 "찰리, 오른쪽 편으로 기울이지 말고 똑바로 서봐요"라고 말하면 되지 않느냐고 생각할 수도 있다. 그것이 통한다면 나라도 그 방법을 사용했을지 모르지만 그것은 쓸데없는 짓이다. 찰리가 노력을 다해 왼쪽으로 기울어지며 의식적으로 바로 설 수도 있겠지만 의식을 놓는 순간 금방 오른쪽으로 기울어지기 때문이다. 그에게 필요한 것은 무의식 속에서도 평형 상태를 유지하며 서 있을 수 있도록 근육의 불수의적 수축을 멈추는 일이었다. 이것은 찰리의 의지나 근육 자체를 바꾸는 것이 아니라 근육을 자극시키는 신경 자극을 바꾸는 일이다. 찰리를 처음 보았을 때 중추신경계는 왜곡되어 있었다.

FI는 매우 복잡한 것이기에 근육수축 패턴을 변화시키기 위해 사용한 FI 기법의 세세한 묘사는 불가능하다. 여기서는 오른쪽 근육의 톤을 감소시키고 왼쪽 톤을 증가시키는 것이 목표라고 말하는 것 정도로 충분할 것이다. 오른편 근육의 긴장을 감소시키자마자 그의 몸은 오른쪽 당김 현상에서 자유로워지고 수직 상태로 설 수 있게 되었다. 감각운동계와 세반고리관의 은밀하고 자동적인 작용이 불수의적 수축을 야기했고 그 때문에 한쪽으로의 당김 현상이 일어난 것이기 때문에, 그 작용을 그침으로 해서 그의 몸은 수직으로 바로 서게 된 것이다. 그것은 마치 물속에서 아래쪽이 무거운 코르크를 한쪽으로 기울였다가 놓으면 다시 튀어 올라 수직 균형을 회복하는 방식과 흡사하다.

찰리는 코르크만큼 빨리 튀어 오른 건 아니었지만, 다시 튀어 오르기 시작했다. 아주 조심스럽고 천천히 진행된 일이었다. 두 차례의 수업 이후 두통은 사라졌고, 그는 더욱 먼 거리를 걸어 다니기 시작하였다. 하지만 그는 여전히 절뚝거렸으며, 감소되었지만 오른쪽 기울임 증세와 통증도 약간 남아 있었다. 네 차례의 수업 이후에는 완전히 고통에서 벗어난 나날을 보내기 시작했다. 오른편 얼굴은 부드럽고 길어졌으며 오른쪽 눈도 커졌다. 높이 들렸던 그의 오른편 골반은 약간 내려갔지만 얼굴은 여전히 오른쪽으로 기울어졌으며 어깨도 처져 있었다.

이제 자아감각 기능의 교육을 통해 정교한 조율이 필요한 시간이 되었다. 나는 찰리의 눈을 감게 하고 똑바로 세운 다음, 오른쪽 발에서 왼쪽 발로 무게를 옮기며 흔들게 했다. 그에게 오른쪽으로 흔들라 하고 자신의 머리가 수직을 이룬다고 느끼는 지점까지 중앙 쪽으로 돌아오라고 했다. 그 후 수직이라 생각한 그 지점을 지나 왼쪽으로 움직이게 했다. 그의 움직임을 유심히 관찰했을 때 그 결과는 매우 흥미로웠다.

"찰리, 당신이 그 수직 지점을 지날 때마다 내게 말해줘요. 당신의 몸이 위아래 똑바로 직선이 되었다고 느낄 때 알려줘요."

내 말에 따라 찰리는 자신의 몸이 수직이 되었다고 생각할 때 내게 말해줬다. 흥미로웠던 점은 찰리는 단 한 번도 수직으로 선 모습을 보이지 않았다는 것이다. 오른쪽에서 더 먼 오른쪽으로 갔다가 다시 제자리로 오는 식으로 한쪽에서만 왔다 갔다 했다.

소마의 왜곡은 단지 신체의 왜곡일 뿐 아니라 물리적 세계에 존재하는 우리 인식의 왜곡이기도 하다. 어떤 면에서 보면 그것은 신체적 이미지의 왜곡이다. 찰리의 신체적 이미지는 너무나 한쪽으로 치우쳐서 더 이상 신체적 수직감이나 중력감을 체험할 수 없었다. 소마의 왜곡은 정신적 혹은 육체적 왜곡이 아니라 살아 있는 전 존재의 왜곡이다.

여러분 앞에 있는 사람이 감각운동기능이라는 비언어적 차원에서 일정한 기능 패턴에 의해 끊임없이 채색되는 의식 체험을 하고 있다고 하자. 인간의 기능과 구조의 관계를 관찰하고자 할 때 인간 개인에 의해 체험되는 살아 있는 리얼리티는 어느 정도 표준화될 것으로 생각한다. 그러나 한 개인의 경험에 있어서의 표준은 다른 개인과 심한 차이가 있다. 그럼에도 불구하고 비교할 수 있는 기본 잣대가 없기 때문에 둘 사이에 얼마나 차이가 나는지 알 수도 없다. 우리는 언제나 자신의 리얼리티만을 알고 있을 뿐 다른 어떤 것도 알 수 없기 때문이다.

사람들과 만나서 치유 작업을 하는 동안, 많은 사람은 삶이 지옥 같은데도 그렇게 느끼지 못하는 경우가 많았다. 오히려 매일 일어나는 고통과 삶의 왜곡, 불균형과 혼란 등을 정상적이라 여기며 살고 있다는 것은 실로 충격이었다. 내담자들은 "그럼 나도 편안할 수 있단 말인가요?"라고 묻는 경우가 많았다. 이렇게 말한 사람은 스트레스와 불행에 너무 찌들어 있어서 다른 희망조차 가질 수 없는 사람들이었다. 이런 사람에게 어떻게 다른 경험이 가능하다는 것을 알려줄 수 있을까? 우리는 매일 수백 명의 비슷비슷하게 생긴 선남선녀를 지나치면서 이들의 경험도 모두 똑같을 것이라고 생각한다. 하지만 그렇지 않다. 개개인의 경험은 서로 많이 다르고 그 차이는 상상을 초월한다. 어느 누구도 다른 사람의 경험을 알기는 어려울 것이다.

찰리는 완벽히 한쪽으로 편향된 인간이 되어버렸다. 그는 인생의 한쪽 면인 왼쪽을 포기하고 좀 더 '지적으로 보이는' 오른쪽에만 투자함으로써 세상과의 관계를 원만히 이루지 못했다. 만일 그가 복싱선수였다면 언제나 오른쪽 펀치를 날리며 빠른 녹아웃 펀치를 시도하면서 결국 실패를 경험할 수밖에 없었을 것이다. 이렇게 한쪽으로 쏠린 삶을 살던 찰리가 교육을 잘 받았다는 것은 모순이다. 자동차 대리점 사장이었던 그는 대박을 노리는 단순한 전술로 성공을 이룬 것이다. 그러나 개인적 생활과 생리적인 삶에서 장애자였으며, 가정생활에는 무능했고, 결혼은 파탄지경이었으며, 자신의 몸 관리도 엉망이었다.

모든 소마의 왜곡은 개인의 신체적인 문제와 더불어 생활방식의 문제를 반영하고 있다. 인간이 생활을 해나가는 데 있어 이 두 가지는 절대로 분리될 수 없다. 몸학적 관점에서 볼 때 인간 개인은 신체만도 아니고 정신만도 아니다. 하나의 기능적 정체성을 가지고 스스로를 자각하며 사는 인간일 뿐이다. 그 기능적 정체성은 마치 신체적 기능 안에서 그 자체를 보여주듯 의식 안에서 자신을 보여준다. 이렇게 인간의 기능적 정체성에 중점을 둔 몸학의 비전은 생리학과 심리학의 전문적 관점 이면에 존재하는 인간 개성의 통합적, 체계적인 본성을 드러낸다. 이렇게 통합된 방식으로 사람을 관찰하는 법을 배우게 되면 '정신적' 고통과 '육체적' 고통을 별개로 생각하지 않을 수 있다.

소마의 왜곡은 기능상의 문제이다. 원인도 알 수 없고 치료제도 없다. 이 현상에는 약도 없고 심리요법에서도 황무지라는 것을 알 수 있다. 내과 의사와 심리학자들은 인간 존재의 구성을 육체와 정신으로 나누는 것에 초점을 두었기 때문에, 그 이원론 이전부터 존재하며 살아온 완벽한 인간 개인을 보지 못한 것이다. 그러므로 그들은 문제의 원인과 치료제를 찾을 수 없었다.

인간의 소마는 기회가 주어지기만 하면 스스로 균형이나 조화를 다시 이루는 기능적 체계다. 기능적인 문제란 '마음'의 속성을 가진 언어의 교환에 의해 해결되는 것도 아니고, '몸'의 속성을 가진 화학성분과 물질 사이의 교환에 의해 이루어지는 것도 아니다. 기능적 문제의 유일한 해결책은 문제에 대한 자각이고 그 안에서의 변화이다. 소마의 체계는 자신에 관한 많은 정보와 더욱 효과적인 통제를 필요로 한다. 요컨대, 균형을 잃은 인간의 소마는 새로운 감각정보와 운동근육의 통제를 필요로 한다. 더 깊이 이야기하자면, 스스로 균형을 잡고 교정해나가는 내적 능력이 없었다면 태곳적부터 진화된 몸이 그렇게 오랫동안 성공적으로 생존해오지 못했을 것이다. 모든 소마는 이러한 능력을 갖고 있다. 그러나 인간의 소마만이 '성인'으로의 문화적 적응과정을 거치면서 이러한 능력을 억압받게 된다.

찰리는 자신이 얼마나 정확하게 기능하는지를 깨닫고 난 후 더욱더 열심히 그것을 연습했다. 자신의 몸이 중력에 의해 일직선상에 있을 때 그는 곧장 서 있기 시작했으며, 절뚝거림과 고통에 빠져 있는 상태에서 벗어나게 되었다. 그러나 이것이 전부는 아니었다. 그러한 소마의 이해력은 감각기관의 변화를 지나 의식의 변화까지 수반한다는 것을 우리에게 암시해준다. 이를 두고 심리학자들은 '인격(personality) 변화'라고 묘사한다.

찰리의 인격은 정말로 변했다. 수직으로 서 있을 때 그는 자신과 관련하여 새로운 것들을 깨닫기 시작했다. 수업 중에 그는 다음과 같이 말했다.

"아내 말이 맞는 것 같아요. 나는 정말로 둔감한 편인가 봐요."

찰리는 칼 융이 쓴 책을 읽기 시작했다. 그러더니 다음과 같은 말도 했다.

"아시다시피 인간은 성장 초기에는 성격의 한 면만을 개발시키는 데 보내고 중년이 되어서야 아직 개발되지 않은 다른 면들을 개발시키는 데 투자하네요."

 베아트리체는 그녀의 균형을 재발견하기 시작할 때 이와 같은 통찰력을 다소 갖고 있었다. 그녀는 20대 후반의 일급 신문기자였다. 당시 그녀는 오른쪽 목에 심한 통증을 느껴 나에게 진찰을 받으러 왔다. 목의 통증은 4년간이나 계속된 만성적인 것이었다. 그리고 지난 수개월 동안은 참을 수 없을 정도로 통증이 심했다고 한다. 소마 기능의 왜곡 현상을 가지고 있는 대부분의 사람처럼 그녀도 처음에 목 받침대나 신경억제 주사액, 물리치료와 같은 다양한 치료과정을 거쳤다. 그러나 신통치 못했다. 그 이후 척추교정 치료를 꾸준히 받았고, 지압요법이나 스트레칭과 같은 근육안정 훈련도 받고, 그리고 마지막으로 몸 전체에 침 시술까지 받았다. 이제 그녀는 목 통증을 견디기 위해 어깨를 위로 잔뜩 긴장시킨 상태에서 머리는 오른쪽으로 당겨져 있고, 왼쪽 어깨는 위로, 오른쪽 어깨는 아래쪽으로, 몸통은 옆으로 굽어 있고, 체중은 오른발에 실려 있는 상태로 내 앞에 서 있었다(그녀의 상태를 상상해보라).
 두 번째 수업이 지나고 나서 베아트리체는 통증의 절반 정도가 사라졌다고 말했다. 세 번째 수업을 받을 때 그녀는 거의 수직으로 설 수 있었다. 그녀는 왼쪽 부분이 보다 강하게 느껴지며 감각이 살아나는 것 같다고 말했다. 네 번째 수업 후에는 몸의 오른쪽이 좀 더 가벼워졌으며 왼쪽이 무거워진 것 같다고 말했다. 이것은 그녀 몸의 오른쪽 근육이 이완되었으며 왼쪽 근육의 긴장이 증가한 데 대한 인식이 커졌음을 의미했다.

여섯 번째 수업 중에 그녀는 행복감과 편안함을 느꼈으며 재미있는 질문까지 했다.

"당신의 치료가 내 머리에 어떤 효과를 주고 있나 봐요? 무슨 말이냐 하면, 제가 문학적이고 시적인 느낌을 받거나 그런 공상을 하기 시작했거든요."

나는 이 말을 듣고 매우 기뻤다. 오른쪽으로 치우친 몸이 단지 신체적 문제만은 아니라고 말해주었다. 이것은 오른쪽 대뇌 반구의 통제에 반응해 왼쪽 대뇌 반구를 사용하고 있다는 것을 의미한다. 최근의 뇌 연구모임에서 발표된 내용에 의하면 기능적인 면에서 뇌의 왼쪽 절반 부분(인체의 감각운동기능의 오른쪽 면을 통제한다)이 오른쪽의 그것과 다르다는 것을 밝혀냈다. 그녀는 이 중요한 사실을 충분히 인지하는 것 같았다. 좌뇌는 논리적, 수학적, 언어 구사력을 지배하는 반면에 우뇌는 사뭇 다르다. 우뇌는 형상, 형태 그리고 전체 단위를 이해하는 데 최고의 기능을 한다. 뇌의 오른쪽 절반은 많은 면에 있어서 '예술적인' 기능을 하고 있는 것이다.

누군가의 소마 기능을 수정한다는 것은 동시에 그 사람 전체가 갖고 있는 생명체계 전체의 수정을 의미한다. 베아트리체의 신체 변화는 그녀의 삶 전체에 변화가 일어났음을 의미한다. 그녀는 외관상의 신체 향상을 보인 것뿐만 아니라 정신적인 부분에서 향상되었던 것이다. 그동안 그녀 자신이 사용치 않았던 부분이 새롭게 깨어나 보다 강해진 것이었다. 그리고 그녀는 미래에 관한 다른 희망을 즐기기 시작했으며, 나머지 생애 동안 하고 싶은 일에 대해서도 많은 생각을 했다. 신문기자 일에서도 놀라울 정도의 능력을 보였다.

찰리뿐 아니라 나와 끝까지 마무리 작업을 했던 다른 사람들처럼 베아트리체는 그녀 자신의 모든 면을 활용하지 못했다는 점을 알게 되었다. 그녀는 자신의 능력을 평가절하해왔으며, 한쪽만을 전문화했던 것이다. 그녀는 몸의 오른쪽에 그녀의 모든 것을 맡겨왔다. 그리고 마치 그녀의 왼쪽을 무의미한 것처럼 폐기처분해왔었다. 이것은 그녀의 몸과 삶에 있어 균열을 가져왔다. 이런 과정은 그녀에게 고역이 아닐 수 없었다.

인생에 있어 한 면의 삶의 방식만을 개발하는 사람들에게 조언할 것이 있다. 그들은 이미 결정되어 있다는 사실이다. 그들은 매사 너무 힘들게 애쓰는 스타일이다. 이것이야말로 신체적으로 한쪽 측면에 치우친, 가장 고집 센 성격을 가진 사람들의 대표적 특징이다. 그들은 집요하고 완벽함을 이루기 위해 많은 것을 무시하며 기꺼이 희생을 감수한다. 자신의 근원적인 자존감도 내주려고 한다. 이들은 자신의 모든 것을 희생하기도 한다. 확실히 이런 식의 존재방식은 어떤 강력한 욕구나 절망과 이어지는 특징이 있다. 그들이 그토록 찾고 있는 인정, 돈 혹은 권력에 대한 과대평가 등⋯⋯.

소마가 한쪽으로 치우친 사람은 자신에게 절대적으로 헌신할 '좋은 사람들'을 찾는다. 이렇게 대박을 노리는 접근이 어떤 때는 효과적으로 보일 경우도 있다. 그러나 그런 사람들이 진정으로 성공적인 삶을 사는 총체적 능력이 얼마나 약한지를 깨닫기는 거의 불가능하다.

그들이 만약 일방적인 치우침을 버리고 균형감을 찾기 위해 노력한다면 더욱 강해질 것이며, 인간이라는 존재로서 더욱 뚜렷한 능력을 보일 수 있을 것이다. 자신의 존재를 느낄 것이며 집중력도 좋아질 것이다. 그들 자신이 누구인지 깨닫고, 세상과 활발히 소통할 수 있다는 자신감을 갖게 될 것이다.

소마의 응축, 소마의 고정, 소마의 편향은 인간 소마의 세 가지 공간적 왜곡이다. 우리가 이야기해온 이 세 가지 소마의 문제가 3차원의 공간인 길이(length), 깊이(depth), 너비(width)에 부합하고 있다는 게 놀랍지 않은가?

해설: 핸들링 기능

생명의 특징은 너무나 근원적인 나머지 오히려 신비스럽게 보이기도 한다. 예를 들어, 거울 속에 비친 우리 신체의 자화상처럼 그렇게 단순하고 평범하다고나 할까. 거울 앞에 서면 그 속에는 신체의 오른쪽이 왼쪽에 있고, 반대로 왼쪽이 오른쪽에 위치해 보인다. 그 차이를 제외하고는 거울 안에는 모든 점에서 자신과 완벽히 똑같은 이미지가 있다. 이 두 면의 전도현상은 우리에게 너무나 익숙해져 있기에 왜 그런지를 묻는 경우는 별로 없다. 그렇다면 어째서 위아래는 전환되지 않는 것일까?

거울이 이 별스러움을 만들어내는 것인가? 빛의 굴절각도가 갖는 특성 때문인가? 우리의 시각적인 인식에 관한 것인가? 아니면 다른 무엇 때문인가?

사실 우리는 이 수수께끼에 대한 답을 알고 있다. 그러나 명확하게 표현해내지 못하는 것은 그것이 의식작용이 일어나고 사라지는 경계상에 있기 때문이다. 거울이 우리의 좌우 이미지는 전환시키면서 상하 이미지는 전환시키지 않는 것은 거울과 빛, 또는 우리의 시각적인 인식과도 관련이 없다. 그것은 신체적인 구조와 관련이 있다. 몸이 양쪽으로 대칭되어 있기 때문이다.

거울 이미지에는 눈에 보이지 않는 수직선이 있고 그것은 우리 신체의 중앙에 상하로 연결된다. 그 수직선은 동일한 양면을 드러내는 기능을 한다. 신체는 수직선에 의해 대칭으로 나뉘며 서로 교환할 수 있을 정도의 똑같은 반쪽 둘을 만들어낸다. 그러나 윗부분과 아랫부분 사이에는 대칭을 만드는 수평선도 없고 절반으로 나뉠 수 있는 동일면도 없다. 양면대칭은 단지 인간적 사실일 뿐 아니라 모든 소마에 해당하는 사실이다. 살아 있는 모든 존재는 둘로 나뉜 동일한 수직면을 갖는 경향이 있다.

이 좌우 두 면은 대략 동일해 보이기도 하지만 자세히 보면 정확하게 일치하지는 않는다. 심장은 중앙에 있지 않고 왼쪽에 위치해 있다. 이것은 왼쪽 폐가 오른쪽보다 작다는 것을 의미한다. 위와 췌장 또한 왼쪽에 있으며, 반면에 간과 맹장은 오른쪽에 있다. 생명이 완벽에 가까운 대칭이 되기 위해 애쓰는 것처럼 보일 따름이지 완벽한 대칭을 만들지는 못한다. 나중에 밝혀지겠지만 아무튼 이것은 의미심장한 일이다.

신체의 한쪽 면이 다른 쪽과 똑같은 거울 이미지인지를 밝히기 위해 반드시 거울이 필요한 것은 아니다. 그냥 보는 것으로도 충분하다. 이때 거울의 이미지란 뒤집어진 이미지(마치 그림을 그릴 때 마분지를 뒷면으로 뒤집는 것처럼)라는 것을 마음속에 담아두어야 한다. 먹지에 쓴 세밀한 사본은 (뒤집어 보지 않는 한) 마치 원본처럼 보인다. 만약 원본지에 'mud'라고 쓰면, 뒤집어진 먹지에는 'bum'이라는 글씨가 보일 것이다. 머리카락이 왼편에 있으면 뒤집힌 먹지에는 오른편으로 나타날 것이다. 왼손에 있는 반지를 거울 이미지로 보면 오른손에 끼워진 것으로 보인다.

이제 거울 이미지로 똑같아 보이는 것이 전혀 동일한 게 아니라는 것을 이해할 필요가 있다. 이것을 증명해내기 위해서는 신체의 정면 사진이 필요하다. 그 후 가위로 대칭의 중앙선을 위에서 아래로 잘라보자. 그다음 왼쪽 면은 버리고 오른쪽 면만 남겨두자. 그 오른쪽 면을 가지고 직접 복사용 사본을 만든다. 그리고 가위로 자른 오른쪽 면과 그것의 복사면을 함께 붙여 우리의 몸 전체를 다시 만들어보자. 이상하게도 어울리지 않는다. 완벽한 두 개의 동일한 면으로도 인간의 전체 모습을 만들어낼 수 없다. 두 개의 똑같은 'C' 글자를 가지고 'O'를 만들 수 없는 이치와 같다. 이것은 오른쪽에서 중심선까지 오는 한쪽 면과 왼쪽에서 중심선까지 오는 다른 면의 거울 이미지가 똑같지 않기 때문이다.

마치 생명이 수직선 양옆의 대칭된 두 개의 거울 이미지 반쪽이 만나 한 몸을 이루는 것 같은 착각이 일어난다. 이러한 착각 때문에 우리는 자동적으로 신체를 만드는 유전정보 안에 양측 대칭성이 들어 있다고 생각한다. 이에 대한 이상한 증거로 쌍둥이의 예를 들 수 있다. 쌍둥이 각각은 때때로 비대칭적인 특징을 보이며 한쪽과 다른 쪽이 별개로 나타난다. 샴쌍둥이에 있어서 이런 거울 이미지는 보다 극적으로 형성된다. 한 아이가 오른손잡이라면, 다른 아이는 왼손잡이가 된다. 만약 하나의 곤추선 머리카락이 시계 방향으로 휘돌려져 있다면, 다른 아이의 머리카락은 그와 반대로 휘돌려져 있다. 또, 한 아이의 오른손 지문은 자신의 왼손이 아닌 다른 아이의 왼손 지문과 대칭된다. 샴쌍둥이가 내장을 반대로 갖고 있다는 것에 주목하면 거울 이미지의 완전한 내용을 알 수 있게 된다. 거울 속에서 내장은 반대 방향 쪽에 있다. 심장은 오른쪽에 치우쳐 있으며 간은 왼쪽에 있게 된다.

 이렇게 모든 소마들은 서고 세상에 대면하는 것처럼 대체적으로 동일한 양면을 갖고 있다. '대체적'이라는 표현은 정확히 일치한다는 의미는 아니다. 생물학자들은 신체 두 면이 구조적으로 동일하지 않다는 것을 알게 되었고, 기능적으로 동일하지 않을 가능성에 눈을 뜨게 되었다. 특히 인간의 경우 양쪽은 같은 방식으로 작동하지 않는다는 사실을 알게 된 것이다.

 일반 동물의 경우는 다르다. 특별히 선호하는 쪽이 없다. 새가 한쪽 다리로 서기를 좋아하고 심지어 개가 특별한 한쪽 다리에 치중할지 모르지만, 일반적으로 동물에 있어서 오른손 치중현상과 왼손 치중현상은 없다. 우리와 가장 가까운 진화의 조상도 특정한 쪽을 선호하지는 않는다. 원숭이 종류에서도 한쪽 우세는 발견되지 않는다.

 편향성이 유전적 사실이라는 것은 우리 인간에게서만 나타난다. 이것은 한쪽 손 지배현상이 인간의 중요한 특징일 가능성을 말해준다. 모든 인간이 오른쪽 위주는 아니지만 오른쪽이 지배적인 것만은 사실이다. 적어도 기원전 3000년부터 인간의 92.6퍼센트는 오른손 지배현상을 보여왔다.

 왼손을 사용하는 사람은 항상 소수였다. 우리는 문의 손잡이에서 악수하기에 이르기까지 오른손 위주로 되어 있는 세상에서 살고 있다. 만일 왼손잡이가 중국인이거나 일본인 또는 이스라엘 사람이라면 다행히 편안한 방식으로 책을 읽을 수 있을 것이다. 책을 볼 때 오른쪽에서 왼쪽으로 눈을 움직이기 때문이다. 그러나 왼손잡이들은 그들에게 맞지 않게 디자인된 손목시계, 공중전화 부스, 연필깎기, 달걀 젓기 도구 등을 참아내야 한다. 또한 영어로 '정확한(right)', 불어로 '합법적인(droit)', 독일어의 '바른(recht)'이라는 고대로부터의 언어 전통도 어쩔 수 없이 받아들여야 한다. 게다가 왼손 사용자들은 '불길한(sinister)' '불편한(awkward)' '기형의(crooked)', 그리고 아마도 '사악한(evil)'의 의미를 가진 존재로 취급되는 언어적 불평등의 문제를 감수해야 한다.

과거에는 왼손잡이를 심각한 결함이 있는 것으로 믿었다. 한때 말을 더듬는 현상이 왼손잡이를 억지로 오른손잡이로 만드는 과정에서 일어나는 부작용이라는 이론도 있었다. 그것이 정서적인 문제를 야기하기 때문이라는 것이었다. 1세기 전에 체사레 롬브로소라는 정신과 의사는 왼손 사용이 범죄 가능성의 표시라고 주장함으로써 엎친 데 덮치는 격으로 이 문제를 악화시켰다. 물론 이러한 이론은 모두 말도 안 되는 것이었다. 그러나 이것은 오른손잡이 세상이 소수의 왼손잡이들에게 어떤 의구심을 가지고 대했는지를 잘 보여준다.

왼손잡이들 편에서는 다수를 차지하는 오른손잡이들이 왼손잡이의 우월성을 샘내는 것으로 생각되기도 한다. 인기 있는 왼손잡이 운동선수들을 보면 이런 생각이 들 수도 있다. 그러나 이 이론도 오른손잡이들의 편견만큼이나 근거가 없다. 왼손잡이가 오른손잡이 상대만큼 잘할 수는 있다. 그렇다고 그보다 우월하다는 뜻은 아니다. 스포츠 세계에서 왼손잡이가 유리한 점은 다수의 오른손잡이들이 왼손잡이를 상대하는 데 익숙하지 않음에 기인한다. 왼손잡이 스타 선수가 경기장에 대타로 나오면 상대편 감독은 왼손잡이 투수로 대체하면서 상황에 적절히 대응한다. 감독이나 코치들은 이론보다는 이기는 데 관심이 많기 때문에 오른손잡이든지 왼손잡이든지 어느 특정한 쪽에 우월성을 부여하지 않아야 함을 잘 알고 있는 것이다.

운동선수를 포함하는 모든 사람의 소마는 양쪽이 (대체로) 대칭을 이루고 있고 한쪽에 비하여 다른 쪽이 우세하게 기능한다. 이 양측성이라는 신비한 주제에 대하여 깊이 파헤치고 싶다면 살아 있는 몸, 특히 뇌에 대하여 조사할 필요가 있다.

모든 척추동물, 가령 어류와 양서류, 파충류, 조류, 포유동물 등의 뇌는 한쪽이 다른 쪽과 동일한 양측대칭으로 구성되어 있다. 척추에 연결된 뇌를 자세히 들여다보면 한 덩어리로 구성된 것이 아니라 두 개의 동일한 반구가 함께 결합되어 있음을 알 수 있다. 우리 척추동물들은 하나의 뇌를 갖고 있는 것이 아니라 수직선에 직렬로 대칭되게 놓인 두 개의 반구가 합쳐져 있다.

뇌 과학자에게는 대뇌피질에 두 개의 반구가 있다는 사실이 언제나 대단한 흥밋거리이다. 회백질로 된 이 두 개의 반구가 수백만의 단단한 백색 섬유질로 이루어진 한 점에 의해 연결되어 있고 그곳을 통해 두 반구가 서로 공조하면서 정보를 교환하기 때문이다. 그 섬유질들을 '뇌량(corpus callosum)'이라고 부른다.

그렇다면 이런 질문이 생긴다. 이 뇌량을 외과적으로 잘라내어 두 반구를 끊어버리면 어떠한 사태가 벌어지는가? 공조관계가 사라질까? 방향감을 잃어버릴 것인가? 아니면 그대로 파괴돼버릴 것인가?

이런 의문 때문에 일찍이 1950년대에 동물의 뇌량을 정교하게 잘라내는 실험이 진행되었다. 실험 대상이었던 고양이가 수술 후 이상이 없어 보였기 때문에 연구자들은 고양이가 정말 정상인지 알아볼 실험을 고안하였다. 뇌량을 절단시켜 고양이가 한쪽 반구만을 사용하고 다른 쪽은 정보를 얻을 수 없는 상태로 만든 후 고양이의 한쪽 눈을 패치로 가렸다. 애꾸가 된 고양이를 여닫이문이 양쪽으로 달린 실험용 박스에 넣었다. 한쪽 문 뒤에는 음식을 놓고, 다른 쪽 문 뒤에는 강한 바람이 나오는 노즐을 설치했다. 고양이가 어느 쪽 문을 밀고, 어느 쪽 문을 피해야 하는지를 배우는 데는 오래 걸리지 않았다. 고양이는 항상 음식이 있는 문 쪽으로 갔다.

그다음에는 고양이를 박스에서 꺼내어 다른 쪽으로 눈가리개를 옮겨주었다. 그 밖에 고양이에게는 아무것도 하지 않았다. 고양이를 다시 박스에 넣어 반대쪽 눈으로는 처음 사물을 보게 만들었던 것이다. 연구자들은 이미 음식이 있는 쪽으로 움직이는 학습을 경험한 고양이였기에 그쪽 문을 향하리라 기대했다. 그러나 그렇지 않았다. 고양이는 난생 처음 그 박스 안에 들어간 것처럼 행동했고, 어디가 어딘지 인식하지 못했다. 아무것도 학습하지 못한 것처럼 바람이 나오는 문으로 기어갔다.

이 이상한 사태를 놓고 연구진은 또 다른 뭔가를 시도하고자 마음먹었다. 연구진은 문을 바꾸어 바람이 나오던 쪽 문 뒤에 음식을 놓고, 음식이 있던 곳에 노즐을 옮겨놓았다. 고양이는 여전히 반대쪽 눈가리개를 하고 있었으나 곧바로 이러한 상황을 학습하였고 바람을 피해 음식이 있는 쪽의 문으로 갔다.

그런 다음 박스는 똑같은 상황을 유지하고, 고양이를 박스에서 꺼내어 원래 눈가리개를 했던 눈을 다시 가렸다. 마치 다른 고양이가 된 것 같았다. 계속해서 틀린 문 쪽으로 다가갔다. 그러나 실험자가 눈가리개의 위치를 바꿀 때마다 고양이는 어느 쪽 문으로 가야 하는지 금방 알아차렸다. 한쪽 눈에 눈가리개를 한 상태에서 고양이는 하나의 상황을 학습한다. 다른 쪽 눈에 눈가리개를 한 상태에서는 반대의 상황을 학습한다. 그러나 그 두 개의 학습은 서로 연결되지 못했다. 실험 대상이던 한 마리의 고양이는 오른쪽 애꾸눈 고양이도 되었다가 왼쪽 애꾸눈 고양이도 되었던 것이다. 그러니 오른쪽 애꾸눈 고양이는 왼쪽 애꾸눈 고양이에 대해 전혀 알지 못했던 것이다. 실험 결과로 보아 같은 몸에 두 마리 고양이가 있어서, 각각은 자기만의 성격을 가지고 각자의 방식으로 완전히 통제할 수 있는 것처럼 나타났다.

여기서 이상한 의문이 제기되었다. 만일 인간이 뇌량을 다친다면, 과연 한쪽이 다른 쪽이 하는 일을 전혀 모르는 상태의, 두 개의 분리된 인성이 존재하게 될까? 두뇌의 양쪽 대칭성은 인간이 두 개의 분리된 존재가 합체된 것임을 의미하는 것일까? 사실 대답이 나오기 어려울 것 같은 미해결 문제였지만 오래지 않아 답이 나왔다.

1960년 로스앤젤레스의 조세프 보겐(Joseph Bogen) 박사에 의해 제시된 심각한 간질의 제어방법이 그 해결점을 제시해주었다. 그는 연구 자료의 심층적인 검토를 통해 간질 환자가 전형적인 좌우 반구의 불일치로 인해 동요를 일으킬 때 뇌량을 절단함으로써 발작을 제어할 수 있음을 보여주었다. 이런 수술로 인해 도움을 받은 첫 환자는 1960년대 초 조세프 보겐과 마이클 가자니가(Michael Gazzaniga), 로저 스페리(Roger W. Sperry)의 또 다른 연구대상이었다. 스페리는 바로 앞에서 나온 고양이 실험을 한 장본인이었다. 그들의 연구 결과 발표는 과학계에서 두뇌 연구의 새로운 장을 시작하는 계기가 되었다.

초기 관찰 결과는 1950년대 고양이 실험을 통해 발견했던 사실을 확인시켜주었다. 한쪽 반구로 들어온 시각, 촉각, 청각, 후각, 고유수용감각 정보는 그 반구에 의해 반응하였고 다른 쪽 반구는 전혀 알지 못하는 상태였다. 정보는 전달되지 않았다.

이 환자를 추가 연구한 결과, 겉으로는 평온하고 정상적인 행동을 보였지만 두 개의 반구가 작용하는 방식에는 놀라운 차이가 있음이 드러났다. 말하자면 두 개의 반구가 완전히 분리되어 있었기 때문에 두뇌 반구의 기능을 각각 있는 그대로 관찰할 수도 있었다. 관찰 결과 두 개의 반구는 기능상으로는 전혀 대칭이 아니고 많은 차이를 보이고 있음이 분명해졌다.

주지하는 바와 같이, 오른쪽 눈 혹은 오른손으로 들어오는 감각 데이터는 일반적으로 반대편인 왼쪽 반구로 전달된다. 반대쪽으로 들어오는 데이터도 같은 방식으로 연결된다. 한 실험에서 어느 환자에게 'spoon'이라는 단어를 왼쪽 시각영역(우뇌 반구)에 보여주고 그가 무엇을 보았는지 물었다. 그는 아무것도 보지 못했다고 답했다. 다음에 그의 왼쪽 손으로 숟가락을 포함한 몇 개의 물체를 만져보게 하였더니 순식간에 그것을 알아차렸다. 그는 이 단어도 알지 못하고 언어적으로 그것을 인식하지 못했으나 그의 우뇌 반구는 그 모양과 질감을 알고 있었다. 물론, 오른쪽 시각영역에 'spoon'이라는 단어를 보여주었다면 그는 금방 그 단어를 알고 인식했을 것이다.

이러한 실험이 이루어지기 오래전에도 좌측 뇌가 언어의 중심적 역할을 한다는 것이 알려져 있었으나 어느 정도인지는 몰랐다. 조세프 보겐과 그의 동료 연구원들은 언어, 셈, 분석적 사고가 좌뇌의 고유한 특성이라는 것을 발견했다. 반대로 오른쪽 뇌는 언어적 능력이 매우 부족하다는 점도 확인했다.

오른쪽 뇌의 능력은 비언어적이므로, 이러한 능력을 알아내기 위해 특수한 실험이 고안되었다. 여기 지금까지 분류된 오른쪽 뇌의 특징 몇 가지가 있다. 오른쪽 뇌는 공간과 관련하여 매우 중요하다. 오른쪽 뇌를 다친 사람은 쉽게 길을 잃을 것이다. 그는 지도를 사용할 수도, 그릴 수도 없다. 크기, 거리, 물체들의 방향을 잘못 판단하게 된다. 간단한 모양조차 정확하게 복제하지 못하고, 기울어진 선을 제대로 그릴 수도 없다. 얼굴을 알아보지도 못할 것이고, 익숙지 않은 낯선 모양을 기억할 수도 없다. 이러한 특수성은 시각적인 것에 국한되지 않고 촉각과 청각에서도 마찬가지이다. 오른쪽 뇌가 손상되면 멜로디와 화음을 인식하는 인간 능력도 감퇴된다.

두뇌 반구 연구의 중요한 발견은 한쪽 뇌가 다른 쪽에 '지배적'이기보다는 각각 고유의 전문성을 갖고 있다는 점이다. 두뇌 반구가 분리된 환자에게 무언가 말로 묘사해보라 하면 그의 왼쪽 뇌가 자동적으로 그 일을 한다. 무언가의 위치를 맞혀보라 하면 그의 오른쪽 뇌가 즉각 작동하면서 동시에 손가락으로 그것을 가리킨다.

인간의 두뇌 구조는 대칭이지만 그 기능은 매우 비대칭적이다. 우리가 무언가를 아는 두 가지 방법이 있다. 어떤 경우에는 그중 하나가 보다 유용하고 다른 경우에는 다른 방법이 유용하다. 이렇듯 대조적인 좌뇌와 우뇌의 정보처리 방식은 다음의 표현으로 정리할 수 있다.

좌뇌 – 우뇌
상징적 – 공간적
분석적 – 합성적
이성적 – 은유적
활동적 – 수용적
추상적 – 구체적
선형적 – 비선형적
순차적 – 동시다발적

이러한 대조적 특성을 놓고 15년간 엄밀히 조사한 조세프 보겐은 좌뇌와 우뇌 기능을 대별하는 가장 정확한 방식을 '제시적인(propositional) vs. 조화시키는(appositional)'이라고 믿었다. 'to propose'는 단호하게 내민다는 말이고, 'to appose'는 맞추고 적응한다는 말이다. 이 두 가지가 함께 어울려 인식과 사고의 날줄과 씨줄을 구성하고 있다.

보겐은 이러한 차이점을 보다 구체적이고 깊이 있게 이해하기 위해 시간이라는 관점을 빌어 구별해보았다. 좌뇌는 대상을 시간적으로 조합한다. 수년간의 실험으로 얻은 결과로, 좌뇌는 대상을 순차적으로 하나씩 처리하고, 우뇌는 복잡한 정보를 동시에 처리할 수 있다는 견해를 뒷받침할 수 있었다. 좌뇌의 비밀은 선형적인 시간의 연속성에 있으며, 우뇌의 비밀은 비선형적이고 비시간적이며 전체적이고 동시적 파악에 있다.

좌우 뇌 반구의 차이에 대한 연구가 빠른 속도로 계속되면서 인간에게 있어 양측의 대칭성은 깨지고 있음이 확인되고 있다. 생물학적 관점에서 대칭보다 비대칭이 유리하고 인간은 이런 유리함을 근거로 진화되어왔음이 분명하게 드러났다. 유인원들은 양손잡이지만, 인간의 대다수는 오른손잡이가 압도적이며, 오른쪽 눈으로 보고 오른발을 쓰고, 음식을 씹을 때는 주로 오른쪽 턱을 쓴다.

인간은 양손을 사용하는 데는 별로 신경 쓰지 않는다. 그 사용에 있어서 선택적인 경향을 보인다. 전문화된 방식으로 일을 수행하기 위해 한쪽 발과 한쪽 손을 주로 사용한다. 모든 다른 소마들과 같이 인간은 차별화라고 하는 기본적인 방법을 통해 생물학적 효율성과 복잡성을 발전시켜왔다. 이 말은 인간의 편향성은 '기능의 차별화'이며 그것을 통해 자동적으로 두 가지 전문화된 기능이 창조된다는 말이다.

소마의 구조는 태곳적부터 수직 대칭으로 나뉘어 있다. 때문에 소마는 대상을 다룰 때 어느 한쪽을 선택 사용하는 식의 옵션을 가질 수 있다. 이것은 소마를 동작시킬 때 선택의 폭을 두 배로 넓혀줌으로써 편리함을 더해준다. 'manage(다루다)'와 'maneuver(조작하다)'는 모두 '손'이라는 뜻의 라틴어 'manus'에서 기원한다. 소마의 첫 번째 기능은 '직립'이며, 두 번째는 어떠한 방향으로 '대면'하는 것이고, 세 번째 기본적인 기능은 손으로 '핸들링'하는 것이다.

모든 소마는 세상을 핸들링하는 방식을 가지고 있다. 보통 이 방식은 대동소이하여 생물학적 종에 따라 큰 차이를 보이지 않는다. 그러나 인간 소마에 있어서는 소마의 양쪽, 뇌의 양쪽이 양 방향으로 특화되어 있다. (그리고 대부분의 경우, 좌뇌의 '언어영역'에는 미미한 구조적 차이가 있다.) 여기서 우리는 엄청난 결과가 될지도 모를 내용을 다루려고 한다. 다음의 사실을 생각해보자.

① 인간은 한쪽으로 전문성을 가지도록 진화된 유일한 존재다.
② 인간은 좌뇌로 언어를 사용하는 거의 유일한 존재다.

이러한 점은 단지 우연의 결과가 아니다. 언어는 인간이 세상을 핸들링하는 전문화된 방법이다.

궁수의 이미지는 인간의 비대칭성과 한쪽 전문성을 표현하는 좋은 예가 된다. 활을 쏠 때 궁수는 양손을 모두 사용한다. 왼쪽 손은 활과 화살 끝을 잡고, 오른쪽 손은 줄과 화살 밑단을 잡는다. 양 측면과 양손이 각각 고유의 작업을 수행하면서 함께 작용한다.

오른발과 오른손은 바닥을 딛고 서서 단단히 중심을 잡고, 왼발과 왼손은 중심에서 나와 화살이 눈과 목표물 사이에 바로 맞춰지도록 정확히 조준한다. 궁수의 왼쪽 면(우뇌)은 조준이 맞을 때까지 신체를 내부로부터 조율한다. 오른손은 입과 뺨에 거의 붙어서 오른쪽 면 눈 밑에서 줄을 당긴다. 화살을 조준하고 발사하는 것은 쌍방의 움직임이다. 왼쪽 면은 눈-화살-목표물을 일치시키기 위해 몸의 내부를 조정하고, 오른쪽 눈과 오른손은 왼편의 조준을 기준으로 중심을 잡고 정확한 발사 순간을 판단한다.

그런 다음 화살이 발사된다. 하나의 소마가 세상 속으로 곤두박질치며 움직이는 것처럼 역할이 다른 두 개의 손이 효율적으로 공조되어 정확한 조준점과 궤적을 맞힌다.

양쪽으로 특화된 두 기능의 공조로 인해 인간은 매우 효율적으로 움직이게 되는 것이다. 두 개의 특화된 기능을 하나의 공조 시스템으로 통합하는 것이 바로 타이밍 조절 기능의 목적이다. 특화된 기능 중 하나를 잃어버릴 때 신체의 효율성은 그만큼 감소하고 편향적으로 된다.

이번 단원 '소마의 편향'에서는 모든 에너지가 한쪽 방향으로 쏠릴 때 자세에 미치는 영향과 결과가 얼마나 심각한지를 보여주었다. 결국 신체는 무너지고, 자아 이미지는 심각할 정도로 균형을 잃어 더 이상 편안하고 능률적으로 살기는 불가능해진다.

이렇게 인간 소마의 양쪽은 서로 다르지만 우리 인간이 이러한 차이를 가졌다는 것은 행운이다. 이 차이가 우리의 경험과 행동을 풍요롭게 하기 때문이다. 상위의 신경기능이 양측의 통합을 보장하고 있기 때문에 좌우 양쪽의 이러한 차이는 더욱 고무적 현상이 될 수 있는 것이다. 타이밍 기능은 이러한 차이를 합성하여 보다 확장된 운동과 감각 시스템의 일정한 레퍼토리를 만들어나간다.

생명의 양쪽은 분리되어 있지만 균등하다. 우리는 양쪽을 함께 사용함으로써 세상을 보다 쉽고 효과적으로 다룰 수 있다. 거울 앞에 서서 이 양쪽을 오랫동안 바라보고 있으면 새로운 비밀이 발견된다. 거울은 왜 좌우 양쪽은 반대로 보여주면서 상하는 반대로 나타내지 않는지 궁금해한다면 무언가 잘못 짚은 것이다. 나의 왼쪽은 여전히 거울의 왼쪽에 남아 있고, 오른쪽은 거울의 오른쪽에 남아 있다. 아무것도 변하거나 바뀌지 않았다. 우리 양쪽이 각각 제 위치를 그대로 유지하고 있다. 우리가 거울을 통해 보는 것은 완벽한 자신의 반영이다.

그러면 어째서 대부분의 사람들은 거울을 보면서 좌우 양쪽이 바뀌었다고 보는 것인가? 그 답은 우리가 자신보다는 바깥쪽에 초점을 두어 다른 개인들의 신체적 구조에 신경을 많이 쓰도록 한 문화양식과 관계가 있다. 때문에 우리는 거울 속에 있는 자기 이미지의 양쪽이 바뀌었다고 생각한다. 자신에 대응하는 다른 사람, 다른 누군가를 마주하고 있는 것으로 가정하기 때문이다. 우리가 감각기관을 외면화시키는 문화에서 살다 보니 자신을 바라볼 때조차 그것이 자기 모습이라기보다 하나의 대상이라고 가정하게 된 것이다. 하지만 그건 아니다. 우리가 보는 것은 우리 자신, 자신의 몸이다. 그 왼쪽은 왼쪽에 있고, 오른쪽은 오른쪽에 있다. 거기에는 아무런 바뀜도 없다. 단지 바뀌었다는 환상이 있을 뿐이다.

바로 이런 식으로 문화는 우리의 감지 기능을 왜곡시키고 있다. 때문에 자신을 있는 그대로 보지 못한다. 자신의 거울 이미지를 다른 사람으로 가정하는 것은 개인적 정체감이 외면화된 탓이고, 내재적 정체감은 그만큼 쇠퇴했다는 증거다. 자신을 있는 그대로 바라보는 일은 어떻게 바라보느냐에 달려 있을지도 모른다. 직접 한 번 시도해보라.

여러분의 양쪽이 바뀌었는가, 아니면 그대로인가?

그 대답은 당신이 자신을 얼마나 잘 알고 있는지 말해줄 것이다.

02
살아 있는 몸의 시간 왜곡

• 소마의 비효율성

공수도 유단자가 5센티미터 송판을 손날로 부수는 격파 동작을 하기 위해서는 적절한 타이밍이 필수적이다. 격파에서는 정교한 일련의 근육수축 과정이 발생한다. 횡경막은 극도로 수축되고, 호흡을 뿜어낼 때 몸 앞 부위의 굴근 전부가 수축된다. 몸통은 전(前)하방으로 움직이면서 다리가 무겁게 내려앉는다. 이때 몸통 전방의 비틀림은 한 번에 일어나는 것이 아니라 척추와 연결된 강한 골격근의 연속적인 수축을 수반한다. 관성의 법칙으로 척추 하나하나에 연결된 근육들은 순서대로 수축하기 시작하고 이어 어깨 부위에서 팔뚝, 손목까지의 연속동작으로 절정에 이른다. 골반을 지탱하는 묵직하고 강력한 근육과 함께 시작하는 이 움직임은 절정 속도로 파괴력을 갖는 격파 순간까지 속도와 힘을 키움으로써 일어난다.

야구공을 던질 때 우리는 한쪽 다리를 들고 등을 아치형으로 만든 다음, 전방을 향하여 등뼈를 내치듯이 공을 던진다. 던진 공은 스피드 제로에서 가속도가 붙어 시속 100마일 가까이로 빨라지는데 이것 역시도 타이밍의 문제이다. 테니스 선수가 날아오는 공을 받아칠 때 허리, 어깨, 팔꿈치, 손목을 회전시키면서 힘 안 들이고 자연스럽게 상대의 공을 날리는 것도 타이밍의 문제이다. 호로위츠* 나 메뉴힌** 같은 연주가가 수천의 열렬한 팬들 앞에서 연주할 때 열광적인 반응을 불러일으키는 것도 타이밍의 문제다.

타이밍에는 신비스러운 어떤 점이 존재한다. 효율성이 절정에 이르는 순간 인간의 타이밍은 경이로움을 창조한다. 그것은 인간 자신이 지니고 있는 특별한 잠재력에서 비롯된다. 인간의 모든 행위에 타이밍이 없다면 삶은 얼마나 어설프고 비효율적일까. 동양무예나 스포츠 기예, 공연예술은 단지 타이밍의 특별한 예에 지나지 않는다. 타이밍 그 자체가 특별한 것은 아니다. 그것은 탄생에서 죽음에 이르는 모든 생명체의 행위를 정의하는 요소이기 때문이다. 구체적으로 말하자면 타이밍은 동일한 움직임 안에 있는 세 가지

---

* Vladimir Horowitz(1903~1989). 러시아 출신 피아니스트. 힘 있고 감정이 살아 숨 쉬는 생동감 있는 연주가 일품이다. - 옮긴이

** Yehuda Menuhin(1916~1999). 20세기 바이올린의 거장. 메뉴힌에게 바이올린을 가르친 사람은 바이올린뿐만 아니라 요가의 달인이기도 하였다. 그에게 바이올린뿐만 아니라 이완과 채식을 배운 메뉴힌은 음악이 사람을 선하게 한다고도 말했다. - 옮긴이

공간차원을 통합시키는 기능이다.

앞서 언급한 세 가지 소마의 공간적 왜곡은 길이와 깊이, 위도(너비)라는 움직임의 방향에서 문제가 있었음을 보여주었다. 모든 생명체는 여섯 가지 신체적 단면을 갖고 있는데 이것을 통해 살아 움직이는 신체의 분명한 특성이 나타난다. 길이에 있어서 소마의 양 끝은 전혀 다르다. 머리와 꼬리, 우월한 전방부와 열등한 후방부로 구별된다. 마찬가지로 깊이에 있어서도 소마는 정면과 후면으로 나눠지고, 전방 복부 면과 후방 등 부위로 구별된다. 너비에 있어서도 모든 소마는 중심선 양쪽으로 오른쪽과 왼쪽이 뚜렷이 나누어진다.

죽어서 움직이지 않는 시체에서는 길이, 깊이, 너비의 차원이 기하학적으로 고정된다. 그러나 살아 움직이는 소마는 끊임없는 움직임 때문에 이들 세 가지 차원이 단순한 공간좌표로서가 아니라 세 가지 뚜렷한 공간 기능으로 역할을 수행한다. 모든 살아 있는 존재, 심지어 아메바까지도 앞으로 나아갈 때 길이를 늘이고 주변 환경 '속으로' 머리를 들이민다. 소마의 기능이 작동하여 몸을 길게 늘이는 것이다. 역으로 그 기능이 잘못되면 길이는 만성적으로 짧아지고 그 현상을 '소마의 응축'이라고 명명했다.

모든 생명체는 얼굴이 있지만 이것도 단순히 정적인 요소가 아니라 삶 속에서 끊임없이 위치 변화를 수반한다. 소마는 살아남기 위하여 어느 방향으로든지 필요에 따라 움직일 수 있어야 한다. 그 기능이 잘못되면 '소마의 고정'이라고 부르는 현상이 발생한다. 그것은 소마가 앞으로만 고정되어 어느 방향으로든 대면할 수 있는 기능을 만성적으로 상실하는 것이다.

모든 생명체는 오른쪽과 왼쪽의 양면을 가지고 있다. 바깥으로 보나 안쪽 신경계 중심에서 보나 소마는 양쪽으로 움직이는 기능을 보유하고 있다. 한쪽으로 치우친 나머지 양쪽으로 움직이는 능력을 상실한 현상을 '소마의 편향'이라고 불렀다.

이상 세 가지 소마의 기능적 차원은 우리 인간을 염두에 둔 것이지만 모든 생명체에 그대로 적용될 수 있다. 따라서 인간 이외의 피조물들도 이상의 세 가지 기능에 문제가 생기면 고통을 느끼게 된다.

문제는 이런 일이 매우 자주 일어나기 때문에 이 명백한 기능장애를 이해하지 못하고 간과하는 데 있다. 원초적이고 근본적인 것을 보는 것과 이해하는 것은 언제나 철학의 진정한 과제였고 지금도 그러하다.

이 책의 서문에서 나는 '생명이란 무엇인가'라는 추상적이며 답변 불가한 질문을 던진 바 있다. 그러나 생명의 유일한 담지자인 생명체들을 바라보면서 질문을 보다 구체적으로 제기한다면 대답이 가능할 것이라고 하였다. 지금까지 나는 인간의 실질적인 기능장애를 지적하면서 구체적인 답변을 시도해보았다. 그러나 결코 만만한 문제가 아닌 존재의 이원성*을 만날 때마다 가장 원천적이고 근원적인 문제에 직면할 수밖에 없었음을 고백한다.

그래서 이 마지막 단원에서는 살아 있는 존재의 기본적 특징을 조명해보았다. 그 특징으로 나타난 현상들이 확연하여 누구라도 조금만 관심을 기울이면 이해할 수 있으리라 생각한다. 이것은 우리 자신을 포함하는 생명체의 핵심에서 드러나는 세 가지 공간차원이다. 아무튼 우주에서 생명의 몸이 존재하기 위해서는 그 근본에서 3차원의 물리적 공간을 구조적으로는 물론 기능적으로 공조시켜야만 했다.

모든 생명체는 구조와 기능 면에서 3차원이다. 이 세 가지 차원을 통제하고 작동시키는 복잡한 내적 메커니즘을 생각해보면 어떻게 그런 일이 가능한지 놀라울 뿐이다. 몸이 움직이도록 작동하기 위해서는 몸 전체가 서로 협력하여 하나의 방향성 있는 흐름을 형성함으로써 가능하다. 이것은 소마 전체를 하나의 과업으로 작동시킬 수 있는 통합된 통제 기능에 의해서만 가능한 것이다. 이 통제 기능은 중추신경계에 의해서 생성된다. 그것이 바로 타이밍의 기능이며 전체 유기체가 하나의 통합된 행위 안에서 만들어내는 체계적인 공조 기능이다. 타이밍은 살아 있는 몸의 내부적 효율성을 보장한다. 타이밍이 그럴 수 있는 것은 같은 행위 안에서 근육의 움직임과 감각적 인지작용을 모두 통합하는 중추신경계의 기능 때문이다.

---

* 여기서 존재의 이원성이란 앞에서 논의한 세 가지 공간차원의 구조와 기능의 이원성을 말한다. - 옮긴이

우리는 이 놀랍고 효율적인 타이밍 기능을 거의 알아채지 못한다. 가령, 오른발을 들어 올릴 때와 같이 의도적인 동작을 실행할 때 몸 전체에서 일어나는 통합 작동 행위를 의식하지 못한다. 지금 이 순간 오른쪽 발을 2~3초간 들어 올렸다가 마루에 내려놓아 보자. 이런 정교한 동작을 수행할 때 보통의 사람들은 마루에서 들어 올렸다가 내려지는 발에 의식의 초점을 두게 된다.

그런데 같은 행위를 하면서 의식을 몸의 다른 부분으로 옮겨보자. 그러면 놀랄 만한 일이 벌어질 것이다. 가령 오른발을 올리면서 의식을 왼쪽 골반과 엉덩이 부위로 가져가 보면 어떤 일이 생길까? 같은 식으로, 오른발을 올릴 때 왼발은 뭘 하는지 느껴보자. 왼발도 따라 올라가는가, 아니면 마루를 누르는가? 오른발을 움직이는 의식적 의도와 달리 왼쪽 다리가 자동적으로 동시에 무의식적으로 아래로 향하는 것을 발견할 것이다. 왼쪽 다리를 정교하게 내리누르는 것은 분명 당신이 아니다. 그것은 바로 의도하는 동작에 맞춰 당신의 몸 전체를 조율하고 작동하는 타이밍의 기능이다.

이 동작을 계속하면서 의식의 초점을 어깨 부위로 가져가 보자. 오른쪽 어깨가 약간 움직이지 않는가? 그렇다면 어떤 방향으로 움직이는지 관찰해보자. 그것이 확인되면 당신의 의식을 왼쪽 어깨에 둔 후 어느 방향으로 움직이는지 관찰해보자. 주의 깊게 관찰해 보면 오른발을 들어 올릴 때 오른쪽 어깨가 약간 올라가고 왼쪽은 약간 내려가는 움직임을 발견할 것이다. 오른발을 정교하게 들어 올리면 몸의 오른쪽 부위 전체가 살짝 들리고 왼쪽 부위는 아래로 떨어진다. 수축하는 타이밍 기능이 작동한 것이다. 또한 오른발의 무게를 지탱하기 위하여 척추 중앙선 왼편의 근육이 수축하는 것을 느낄 수 있을 것이다.

이것이 바로 인간의 몸, 나아가 생명체 전체에서 볼 수 있는 타이밍 기능이다. 의식적으로는 몸의 한 부분만 움직이려 해도 무의식 속에서는 타이밍 기능이 전체 몸을 조율한다. 그리하여 몸에서 불필요한 긴장을 덜어내고 있는 것이다. 그것은 움직임의 재확인 과정이다. 의식하거나 의식하지 않거나, 우리의 유전자 속에는 삶을 더욱 편안하게 해주는 대단한 조정 기능이 선물로 주어져 있다.

기능 면에서 볼 때 타이밍은 직립, 대면, 핸들링 같은 하위 기능을 통합하며 신체 체계 전체를 제어한다. 이것이 바로 단일통합 기능이다. 그러나 해부학적으로 살펴보면 이 안에 수많은 구조가 포함되어 있음을 알 수 있다. 우선 귀 바로 뒤편의 유상돌기 안에 위치한 전정기관을 들 수 있는데, 그 안의 세반고리관은 자동으로 온몸의 근육수축을 제어한다. 어떤 사람이 빙판 위에서 넘어질 때 이 전정기관이 번개처럼 반응하면서 그가 의식적으로 어떤 반응을 보이기도 전에 몸을 바로 세우게 한다.

타이밍을 만드는 또 다른 기관은 소뇌다. 대뇌 뒤에 위치한 이 작고 아름다운 기관은 뇌의 축소판같이 생겼다. 소뇌도 좌우 반구가 있어 온몸의 근육을 조율하고 균형을 잡는다. 오른발을 들어 올릴 때 보이는 왼발의 움직임이 바로 소뇌의 기능이다. 그것은 전정기관과의 유기적 공조를 통하여 중력 작용에 반하여 몸을 바로 세우고 유지하는 역할을 한다.

사지 근육의 움직임에 관여하는 척추단의 놀라운 메커니즘도 주목할 만하다. 우리가 팔다리를 한쪽으로 올리면서 근육을 수축시킬 때 반대쪽 근육은 이완하고 늘어난다. 얼마나 힘이 센지를 보여주려고 이두박근을 수축시키면 반대편 삼두박근은 이완된다. 이것은 척추단과 근육 사이에 교환감응(reciprocal innervation)이라고 부르는 특별한 순환정렬체계에 의해 자동적으로 일어나는 현상이다.

이 밖에도 중추신경계에서는 수많은 타이밍 작용이 일어난다. 예컨대 슈퍼컴퓨터와 같이 복잡한 신경망을 가진 대뇌피질은 자체 프로그램을 통하여 맨손으로 송판 부수기, 시속 95마일로 강속구 던지기, 쇼팽의 피아노 스케르초 연주하기 등에 관여한다.

구조적으로 볼 때 타이밍은 이렇듯 다양하고 복잡하지만 기능 면에서는 단순하고 통합적이다. 의식하든 못 하든 간에 타이밍은 모든 움직임을 효과적으로 조정한다. 그렇다고 모든 경우가 다 그런 것은 아니다. 앞서 본 여러 경우처럼 보통 사람들 특히 문명권에 있는 사람들의 움직임과 자아 감지 능력은 뒤떨어지고 고통스러울 정도로 비효율적임을 알 수 있다.

타이밍 기능의 정교함과 통합력에도 불구하고 종종 제대로 작동하지 않는 이유는 그 자체의 결함 때문이라기보다 공간적 왜곡 현상들(길이에서 소마의 응축, 방향성에서의 고정, 한쪽으로의 편향성 등) 때문이다. 소마의 왜곡이 있을 때 타이밍 기능은 효율성을 잃게 된다. 고요하고 무의식적인 타이밍의 작동을 통해 움직임의 균형을 회복시키고자 해도 공간 기능의 문제 때문에 목표를 이루기는 어렵다.

눈을 감고 몸을 왼쪽으로 기울이려 애썼던 찰리의 경우를 떠올려보자. 그는 그렇게 할 수가 없었다. 오랫동안 그는 오른쪽으로 쏠려 있었기에 신체의 균형을 맞추는 데 있어 타이밍 기능은 우스꽝스럽고도 비효율적으로 작동하였다. 척추 부위에 고정 현상을 보였던 은행가의 경우도 마찬가지다. 그의 생각에는 문제의 부위가 회전하는 것 같았지만 실제로는 아무런 움직임도 나타나지 않았다. 이와 같이 하나 이상의 공간 차원이 왜곡되었을 때 타이밍 기능은 어떤 식으로 움직이려는 의도에 전혀 도움을 주지 못한다. 그것이 아무리 상위 통합 기능이라 할지라도 단지 주어진 감각-운동 패턴만을 통합시킬 뿐이다.

선천적인 장애나 신체적 상해를 제외하고는 소마가 비효율적으로 작동하는 원인은 크게 두 가지로 분류된다. 하나는 습관에 의한 소마의 왜곡, 또 하나는 잘못된 학습방식이 그 원인이다. 이 두 가지 문제 원인의 해결은 움직임을 경험하는 과정에서 자신을 알아차림으로써 가능하다. 나와 함께 작업했던 전문 음악인들, 비브라폰을 연주하는 피트와 더블베이스 연주자인 마틴의 경우에서 이런 현상을 관찰할 수 있었다.

피트는 지난 일 년에 걸쳐 만성 손목 통증으로 고통을 받았다. 왼쪽 손목은 아주 심하고 오른손의 경우는 그보다 덜하지만 간간이 통증이 있었다. 비브라폰은 실로폰과 유사한 타악기의 일종으로 양손에 한두 개의 말렛을 가지고 연주하는 악기이다. 우리가 처음 만났을 때 그의 왼 손목은 통증이 아주 심해서 연주가 불가능한 상태였다. 지난 일 년간 그는 브레이스(brace)를 통한 의료처방을 받았다. 브레이스는 연주를 하지 않을 때 통증을 완화시키는 효과가 있었다. 그러나 연주에 방해가 되었기 때문에 연주할 때는 그것을 풀어놓고 할 수밖에 없었다. 연주가 끝난 후에는 브레이스를 대든 떼어내든 간에 통증이 심해 견딜 수가 없었다. 통증완화제인 코티손(cortisone) 주사를 맞았지만 종종 통증이 더 악화되는 것 같았다고 한다. 하는 수 없이 정형외과 전문의는 그의 손목을 고정시키도록 두 달간의 브레이스 착용을 처방했다. 그런데도 통증은 가시지 않았다. 엑스레이 상으로는 손목에 구조적 문제가 없었다. 원인을 알 수 없는 손목의 통증은 불가사의하게 느껴질 정도였다.

나는 피트의 몸이 움직이는 방식을 살피면서 상태를 체크해본 결과, 몸통 부위가 굳어 있음을 발견했다. 그는 자그마한 체구의 근육형이고 바른 자세를 가지고 있었지만 경직된 편이었다. 척추 부위는 거의 회전 불가한 상태로 고정되어 있었다. 견갑골 부위가 몸통에 시멘트로 붙인 것처럼 굳어 있고, 특히 왼쪽 어깨 부위는 거의 움직이지 않았다. 기능상의 문제점을 알아보는 데는 오랜 시간이 걸리지 않았다. 피트는 말렛을 사용할 때 손목과 팔꿈치만 움직였으며 어깻죽지와 등 근육은 전혀 사용하지 않았다. 이 상태에서 매일 평균 세 시간의 연습을 강행한다면 손목 근육의 과부하를 초래할 수밖에 없다. 통증은 여기서 기인한 것이었다.

나는 피트를 여러 자세(앞으로, 뒤로, 양옆으로) 누이면서 그가 척추, 갈비뼈, 견갑골 등의 작은 움직임에 신경을 쓰도록 유도했다. 몸통의 움직임이 조금씩 살아나면서 몸통 부위의 차이를 감지하기 시작했다. 견갑골 부위의 움직임이 팔의 움직임을 받쳐주었다. 이미지로 비브라폰을 연습하는 훈련을 시키자 그는 점차로 척추 부위의 움직임을 골반 부위까지 연결시키면서 몸통을 회전시켰으며, 몸통 전체를 이용하여 상상의 악기를 연주하게 되었다. 소마의 고정 현상이 해결되고 연주 동작의 부위가 전체로 확산되면서 예상한 대로 손목의 통증은 사라졌다.

나는 피트의 손목에서 통증을 제거시키는 과정에서 의료적인 치료를 한 것이 아니다. 그가 연주할 때보다 많은 움직임을 만들어 갈 수 있도록 교육을 한 것이다. 만일 피트의 문제를 구조적 관점에서 보았다면 통증 부위인 손목에 초점을 맞췄을 것이다. 그것은 피트가 나를 만나기 전에 행한 치료법이었다. 하지만 기능적인 관점에서 이 문제를 관찰하면서 몸학적으로 접근했기에 우리의 초점은 손목 이외의 부분으로 향할 수 있었다. 사실 나는 그의 손목에 손도 대지 않았다. 거기에 문제가 있던 것이 아니기 때문이다. 그 대신, 움직이지 않아서 문제가 된 손목 이외의 부분에 피터가 신경 쓸 수 있도록 유도하면서 그 부분들에 손을 댔다. 그 부위가 일단 움직이기 시작하자 타이밍 기능이 작동했다. 새로운 움직임과 새로운 감각이 비브라폰을 연주하는 방식으로 통합된 것이다.

기능적으로 원인이 된 문제를 올바르게 다루려면 통증을 없애는 데 급급하기보다는 그 과정을 눈여겨보아야 한다. 그러나 나의 의도는 훨씬 앞서 있었다. 그가 자기 자신을 알아차리도록 도움으로써 비브라폰을 전보다 잘 연주할 수 있게 교육하려는 것이었다. 이 점에서 우리는 함께 성공을 이룬 것이다.

이러한 교육과정은 베이스 연주자인 마틴과 함께한 작업에서 더 잘 나타난다. 마틴은 재즈 밴드에서 더블베이스를 연주하는 사람이었다. 검지와 중지를 사용하여 스트링을 튕기며 피치카토를 사용하는 연주를 하였는데, 각 손가락이 빠른 연속동작으로 스트링을 당겼다가 위로 펴지며 다른 손가락은 구부러지는 아주 빠른 움직임이었다. 지난해 마틴은 오른팔 뒤쪽 근육 전체가 약해지고 있음을 느꼈다. 결국 매번 연주할 때마다 근육 통증이 너무 심해서 다시 연주를 하기 위해서는 일주일은 쉬어야 했다. 그즈음에 그는 나를 찾아왔다.

상황 설명을 듣고 나서 나는 통증이 심해 약해진 근육 부위를 보여달라고 청했다. 그것은 팔 뒤쪽, 그러니까 손가락과 연결되어 있는 ECD(extensor communis digitorum) 신근이었다. 처음에는 굵은 스트링을 잡아 뜯는 손가락의 굴근 움직임이 통증의 원인이라고 생각했다. 하지만 놀랍게도 스트링을 당기는 검지와 중지, 그것에 연결된 신근의 움직임이 원인이었다.

다음 수업에서 나는 마틴의 연주방식을 보고 싶어서 베이스를 가져오라고 요청했다. 그는 연주 모습을 보여주었다. 골반 왼쪽으로 높은 의자에 앉아 몸을 뒤로 구부린 채, 긴 팔로 베이스를 감아 안을 때 등을 왼편으로 틀고 있었다. 연주할 때 두 손가락, 손목 그리고 팔꿈치를 사용하는 모습이 피트와 아주 유사했다. 몸의 나머지 부위는 웅크린 채 굳어 있는 모습이었다. 하지만 피트와 달리 몸의 다른 부위가 경직되어 있다기보다 상대적으로 유동적인 편이었다. 그의 문제는 소마의 왜곡 현상이 아니라 연습방법 상의 문제였다.

마틴이 정식으로 베이스 연주를 배웠다면 그런 문제가 나타나지 않았을 것으로 보였다. 보우로 연주하는 것을 배울 때 어깨 부위와 척추는 자동적으로 보우의 움직임에 따라 좌우로 흔들리는 경향이 있다. 사실 그는 베이스를 빌려서 독학으로 배웠다. 그 과정에서 몸의 나머지 부분은 내버려둔 채 손가락과 스트링에만 과도하게 집중해서 연습했다. 따라서 그가 프로가 될 만큼 숙련되었을 때 야간 연주가 정도를 넘어서서 ECD 신근에 부하를 줄 수밖에 없던 것이다. 그가 베이스 연주방법을 제대로 배워야 한다는 것이 나의 결론이었다. 그는 다시 배워야 했다.

마틴에게 몸 전체를 사용하는 방법을 가르치기 위해 손과 팔꿈치가 망가져 있다고 '상상'하도록 요구했다. 두 손가락이 얼어붙어 있고 손목과 팔꿈치도 굳어 있도록 한 것이다. 마틴은 그렇게 했다. 이어서 나는 어깨와 팔을 사용하여 베이스를 연주하도록 했다.

마틴은 이 주문을 생각하더니 굳어 있는 팔을 움직이기 시작하였다. 그는 손가락을 아래로 가져와 검지를 스트링 밑에 놓고 당겼다. 이어 어깨 부위를 아래로 떨어뜨리고 팔을 앞으로 다시 움직이면서 중지를 스트링 아래 놓고 위쪽으로 당겼다. 그런 식으로 한동안 연습하더니 곧 팔과 손을 잘 조작할 수 있었다. 그가 이런 식으로 연주한 것은 처음이었고 새 연주방식에 기뻐했다.

팔과 손이 마비되었더라도 베이스를 연주할 수 있을 것이다. 그러나 바른 연주를 위해서는 몸의 다른 부위를 움직일 수 있는 기회를 줄 필요가 있다. 손이 마비된 사람은 발로 그림을 그리거나 글씨를 쓴다. 그런 이들에 비해 우리 발은 잘 조작되지도 않고 거의 마비되어 있는 것처럼 보인다. 그러나 필요하다면 발도 그렇게 마비된 것으로 보이진 않을 것이다. 우리 모두의 몸 가운데 특정 부위는 기술적 사용의 기회가 없었던 관계로 마비된 상태처럼 보일 수 있다.

마틴이 어깨뼈를 사용하여 편안하게 연주하게 되었을 때 우리는 두 번째 실험을 진행했다. 이번에는 어깨뼈와 팔, 팔목이 마비된 것으로 상상하고 연주를 해보자고 했다. 척추뼈와 엉덩이 관절 부위를 이용해 연주하라는 주문이었다. 물론 마틴의 처음 움직임은 어색했다. 전체 협응과정이 비효율적이었다. 그러나 그는 곧 등 하반부와 엉치 부위의 강한 근육의 힘으로 '마비된' 사지를 정교하게 움직이면서 스트링을 쉽게 튕겼다.

이어서 우리는 다음 단계로 진입했다. 오른쪽 어깨뼈의 마비를 풀고 등과 엉덩이 부위는 물론 어깨까지 사용하면서 연주하도록 했다. 이렇게 시도하니 연주가 부드러워졌다. 팔과 손목을 '마비시킨' 채 한 연주임에도 어색함이 거의 없었다.

마틴과의 마지막 단계는 팔의 마비를 풀고 팔꿈치와 손목, 손가락을 사용하되 이번에는 어깨, 등 하부 근육을 조율하면서 연주하는 것이었다. 그 부위들 전체를 이용하자 연주는 부드럽고 편안해졌다. 바로 그때, 앞팔에 있던 만성통증이 멈추었다. 이것이 가능했던 이유는 자신 전체를 연주에 사용했기 때문이다. 그는 이제 전체를 사용하는 새로운 레퍼토리의 움직임을 배우게 된 것이다. 그리고 그것을 잊어버리지 않을 것이다.

새로운 패턴의 움직임을 찾도록 도와준 사람들이 내게 자주 하는 질문이 있다. 어떻게 계속 그 상태를 유지할 수 있느냐는 것이다. 옛날 잘못된 습관이 되살아나지 않을까 하는 우려 때문이다. 마틴이 이런 식의 질문을 던졌을 때 나는 이렇게 말했다.

"당신이 지금 연주하는 방식은 학습된 것이죠?"

그는 그렇다고 말했다.

"일단 일련의 움직임을 학습하면 그것을 망각할 수 없음을 알게 될 겁니다. 학습된 시점부터는 당신이 베이스를 연주할 때마다 온몸을 사용하게 될 것입니다. 왜냐하면 그 방식이 더욱 편안하고 더 좋은 소리를 내기 때문이지요." 내가 다시 물었다. "언제부터 손가락으로 딸깍 소리를 내는 법을 배웠지요?"

그는 20년쯤 된 것 같다고 말했다.

"그럼 마지막으로 그 딸깍 소리를 낸 것이 언제지요?"

그러자 그는 무척 오래전인지 기억하지 못하는 것 같았다. 사실 그는 거의 그것을 하고 있지 않았다.

"한번 소리를 내보실래요?"

그러자 그는 손가락으로 딸깍 소리를 냈다.

"바로 그것입니다. 한번 배운 손가락 소리 내기는 잊을 수 없고 온몸으로 새로 학습한 베이스 연주법도 잊을 수 없을 겁니다. 일단 몸으로 학습되기만 하면 아무리 오랜 시간이 지나도 잊혀지지 않습니다. 당신 몸에 배어 있는 이전의 연주기술이 습관화되어 있는 것과 마찬가지로 새로 학습된 기술도 몸에 배어 있기 때문이죠. 손가락으로 소리 내는 기술은 나머지 생애 동안 잊으려고 노력해도 그럴 수 없을 것입니다. 베이스의 경우도 마찬가지입니다. 당신이 지금 체험한 움직임의 패턴을 사용하지 않고 연주하려고 애를 써도 그렇게 되기가 쉽지 않을 것입니다."

세 번째로는 음악과 관련 없는 운동의 예를 들고 싶다. 이 경우는 등 하부의 극심한 통증으로 거의 혼절 상태에서 병원으로 달려가야 했던 카운슬러였다. 내 손님 가운데는 다른 사람들의 정서적 문제를 참고 들어야 하는 직업으로 스트레스가 심한 카운슬러, 심리치료사, 정신과 의사들이 많다. 앞에서 살펴본 것처럼 스트레스에 대한 근육반응은 소마의 응축 현상이다. 세부적으로 얘기하자면 목과 등의 하부에 있는 PVM의 수축 현상이었다. 윌리엄의 경우는 등 하부 부위가 문제였다.

윌리엄과의 작업은 유사한 등 하부 쪽 통증이 있던 브라이언의 경우와 비슷하게 진행되었다. 척추 하부 부위의 근육을 이완, 신장시키고 바로 세웠을 때 그의 키는 거의 2센티미터나 커졌다. 그는 곧 편안해졌고 과거 어느 때보다 쾌적한 상태가 되었음을 알아차렸다. 그는 자신의 감각운동 능력을 신장시킬 방법은 없는지 도움을 요청해왔다. 이어지는 그와의 수업에서 조깅 마니아로 피어나기 시작한 그를 흐뭇하게 바라볼 수 있었다.

등 아래쪽 통증을 가진 척추전만증 환자가 가장 피해야 할 운동이 바로 달리기다. 척추단의 만곡 때문에 땅으로부터 척추로 올라오는 수직적 충격을 척추뼈들이 흡수하지 못한다. 따라서 그 수직적 충격을 척추 하부의 근육이 흡수한다. 간단히 말하자면 조깅은 등 하부에 발작을 야기하면서 문제를 악화시키는 것이 보통이다.

그러나 그의 등 하부가 길어지고 바로 섰을 때 척추단 하나하나가 바로 정렬되었다. 윌리엄은 자신에게 불가능하리라 생각했던 조깅을 할 수 있다고 느끼게 되었다. 그는 조깅을 계속하면서 매일 거리를 늘려나갔다. 두 달이 지나자 샌프란시스코에 있는 자신의 아파트에서 골든게이트 브리지까지 10킬로미터가 넘는 거리를 매일 달리게 되었다.

생명은 몸의 움직임이고 그 움직임에 대한 몸의 느낌이다. 이 글의 시작점에서 생명체란 특별한 방식으로 움직이는 개체적 시스템이라고 하였다. 여기서 특별한 방식이란 '조직화'된 '유기적 협응관계'에서 '일련의 체계'를 가진 방식을 의미한다. 움직임이 이렇듯 특별한 방식으로 완벽하게 이루어질 때 우리는 타이밍이 맞았다고 얘기한다. 타이밍의 신경기능은 놀라운 방식으로 살아 있는 몸의 모든 영역, 즉 정면과 후면, 머리에서 꼬리, 양 측면까지를 동시에 커버한다. 동시에 그것을 효과적으로 통합시켜 일치를 이루면서 정교하게 하나로 적응되는 체계적 움직임을 만들어나간다. 그 움직임이 비브라폰이나 베이스를 연주할 때, 물컵을 들어 올리거나 볼을 찰 때, 또는 친구를 손으로 건드리고자 할 때와 같이 어떤 목적을 가지고 하는 행위로 디자인되는 것이다.

타이밍의 놀라운 면은 소마 전체를 포함하며 기능한다는 점이다. 자신의 의식조차도 그만큼을 살피지 못한다. 우리는 이것저것에 주의를 주면서 항상 의식의 스위치를 켜두지만, 결코 살아 있는 존재의 모든 영역을 완벽히 커버하지는 못한다. 만약 우리 소마의 모든 작용을 의식에만 의지한다면 하루도 견디지 못할 뿐 아니라 한 걸음 내딛기도 전에 넘어지고 말 것이다. 의식적인 주의력은 오히려 좁은 굴레의 활동이다. 그것으로 움직임의 방향을 잡을 수 있지만 모든 일을 한 번에 처리할 수는 없다.

타이밍 기능은 우리 생명체의 4차원적 즉 최상위의 신경기능이다. 이것은 우리 몸을 구성하는 세 가지 공간차원을 포용한다. 의식은 한순간에 단지 한 번만 방향을 바꿀 수 있지만 타이밍은 한순간에 모든 방향을 커버한다. 이 동시다발적 각성력이야말로 우리 전 존재를 능동적으로 통합하고 모니터하며 움직이는 기능이다. 몸의 구조적 움직임을 종합하는 신경의 핵심부는 바로 시간적 알아차림이다. 우리 존재의 모든 것을 하나의 프로세스로 묶는 것이 중심결합력이다. 그것이 없으면 우리가 정상적으로 존재하기 힘들 것이다. 근육은 제멋대로 움직일 것이고 감각은 혼란에 빠질 것이다. 마치 정신분열이나 뇌사를 경험하는 것처럼 되어버릴 것이다.

우리 기능적 존재를 포용하는 핵심이 타이밍에 있는 것처럼 구조적 존재의 살아 있는 핵심은 중추신경계와 감각-운동 경로임을 잊어서는 안 된다.

지금까지의 논의를 종합해보면, 타이밍은 삶의 필수 기능으로서 끊임없는 모니터링을 통해 우리 의식의 이면에서 자동적으로 작동한다. 본인의 의지와 상관없는 불수의적 움직임을 만드는 기능이다. 그것은 존재 전체에 균형감과 공조, 효율적 움직임과 감각을 통합시키는 기능이다. 그러나 우리 존재는 종종 스스로에게 그 통합 기능을 허용하지 않는다. 때로 우리 삶 전체가 습관적 응축이나 고정, 편향으로 왜곡되어 있기 때문이다. 그러한 경우, 타이밍의 기능은 비효율적으로 작동한다. 그 기능이 작동하는 데 필요한 모든 것을 갖추고 있지 못한 탓이다. 그리하여 우리의 소마의 존재는 왜곡되고 삶의 효율성은 떨어진다.

의식은 바로 이 지점에서 필요하다. 단일한 초점을 가진 의식적 주의력은 하나의 채널이다. 하지만 이것은 끌어모으는 방향에 따라 그 방향을 전환시킬 수도 있다. 일반적으로 우리 의식은 외부로 향해 있고 바깥세상을 탐구하며 모니터한다. 그러나 하고자만 한다면 우리는 의식을 안으로 돌려 내부 세계를 탐구하거나 모니터할 수 있다. 우리가 오른발을 들어 올리더라도 몸 전체를 균형감 있게 이끄는 타이밍 기능이 작동하는 것을 알아차리기는 쉽지 않을 것이다. 그러나 만약 몸의 나머지 부분 여기저기에 주의를 기울인다면 무슨 일이 벌어지는지 의식할 수 있고, 하나의 초점으로 맞춰진 알아차림 기능은 전체적 조율 능력을 가진 타이밍 기능과 결합될 수 있다. 타이밍과 알아차림의 두 기능이 만나면 변화가 일어난다. 이런 감각운동 행위에 의해 소마의 보다 많은 부분이 우리 행위의 효율적 작동에 폭넓게 사용될 수 있다.

앞서 언급한 바와 같이 우리가 나무에 의식을 집중시킨다고 해서 나무에 영향을 줄 수는 없다. 그러나 의식을 안으로 돌려 자신과 몸의 움직임에 주의를 기울이면 우리 자신에게 영향을 줄 수 있다. 앞서 이야기한 여러 경우에서 본 것처럼 사람의 몸과 삶은 비효율적으로 왜곡되어 있다. 타이밍 기능의 통합능력은 그것이 함께 작용하는 공간 왜곡에 의해 제한된다. 그러나 자신의 주의력을 안으로 돌려 과거에는 의식하지 못했던 몸의 움직임에 초점을 맞추게 된 후 사람들의 몸과 삶은 변화되었다. 우리의 감각각성이 내부로 향할 때 쇠퇴하거나 학습되지 않던 움직임이 작동했기 때문이다. 그것은 우리 존재 안에서 굳어지고 잊혀진 영역을 깨워 우리에게 더욱 효율적이고 충만한 삶을 선사한 것이다.

모든 생명체는 타이밍 기능을 가지고 3차원적 소마의 존재를 효율적인 행위로 통합시키려는 목적을 가지고 있다. 그런데 단지 인간이란 창조물만이 감각각성 능력을 가지고 바깥세상으로부터 안으로 몸적 과정이라는 내부 기능에 초점을 맞출 수 있는 감각 알아차림 능력을 소유하고 있다. 이 감각각성의 초점이 내부로 돌려져 생명체의 미발달 과정이나 쇠퇴해가는 과정에 집중될 때 변화가 일어난다.

변화는 보다 나은 쪽으로 이루어지는데 보다 많은 부분이 생명의 진행과정에 통합되기 때문이다. 요컨대 새로운 부분들을 중추신경의 전체 프로세스로 통합시킴으로써 우리는 보다 뛰어난 적응력을 갖게 된다는 말이다. 그리하여 소마의 모든 과정이 개선된다. 행위가 변화될 뿐 아니라 균형감이 좋아지고 사고력과 판단력이 개선되며 감성적 톤도 좋아진다. 한마디로 삶이 개선된다. 이렇게 우리 삶의 모든 면이 개선되는 이유는 삽으로 새 흙을 갈아엎듯이 필요한 부분에 각성의 초점을 둠으로써 타이밍이라는 원초적 기능이 우리 소마의 많은 부분을 더욱 자유롭게 통합시킬 수 있기 때문이다.

서기, 대면하기, 핸들링 그리고 타이밍은 인간을 포함한 모든 생명체의 핵심인 의식의 초점 배후에 위치한 네 가지 차원이다. 첫 세 가지 차원은 살아 있는 몸, 물질과 모양의 공간성을 구성한다. 넷째 차원은 앞의 세 가지 하위 기능을 효율적이고 적응력 있게 통합하면서 살아 있는 몸의 시간성을 구성한다. 요컨대 이 네 가지 차원은 모든 생명체의 가장 오래된 원초적 구성 조건이다. '오래된 소마'인 원형의 소마(archesoma), '몸성'은 종에 관계없이 모든 살아 있는 존재의 핵심 기능이다.

• 해설: 타이밍 기능

우리 인간이 기능하는 방식을 곰곰이 살펴보면 역사성을 가진 소마 관점이 배제되어 있음을 알 수 있다. 그 관점은 우리 자신을 이해하기 위해 무엇이 중심이 되고 무엇이 언저리에 위치하는지에 대한 분명한 이해를 제공한다. 우리 자신을 비롯한 모든 생명의 이해의 중심에 있는 것은 바로 모든 소마 기능이 움직임들이라는 점이다. 종(種)의 기능적 차이란 각각의 종 특유의 의도적 행위에서의 차이를 말한다. 행동생물학자들이 이야기하는 바와 같이 인간 이외의 종들을 살펴보면, 그 의도된 움직임이 비교적 '고정'되어 있음을 알 수 있다. 그러나 인간의 경우는 그것이 고정되는 대신, 다른 인간과의 소통을 통해 학습된다.*

인간 몸학(human somatology)에서는 그동안 우리를 혼란으로 이끌어온 몸과 마음, 육체와 정신이라는 이원론적 용어 대신에 '기능'과 '구조'라는 말을 사용한다.** 육체가 의미하는 바가 무엇이든 간에 생리적, 유기적 구조가 갖는 바를 감당하기 어렵다. 기능이라는 용어는 움직임과 관계하고 움직임이 바로 생명의 중심 특성, 살아

---

* 이 말은 동물들은 선천적으로 생존 습관을 타고나지만 인간은 그것이 학습됨을 의미한다. – 옮긴이

** 토마스 하나는 아리스토텔레스가 스승인 플라톤의 영혼과 육체의 이원론을 반박하면서 펼친 형상(form)과 질료(matter)의 일원성을 염두에 두고 움직임의 관점에서 이를 재해석한 것으로 보인다. – 옮긴이

있는 과정이기 때문이다.

서기, 대면, 핸들링 그리고 타이밍의 기능은 다른 은하계에서 생명이 발견된다 하더라도 같은 방식으로 구성될 수 없을 만큼이나 근원적이고 원초적인 기능이다. 따라서 그 기능은 예측의 가치를 지닌다.

몸학의 관점에서 볼 때 인간에게 있어서 가장 중요한 기능은 사고 능력과 같이 인간만이 가진 것으로 보이는 특별한 기능이 아니다. 어떤 종(種)이든지 환경 안에 살아 있고 또 살아남기 위한 특별한 방식을 가지고 있는데, 바로 그 방식들의 이면에 바탕을 이루는 것이 몸학에서 가장 중요한 기능이다. 환경에 적응할 수 있는 소마가 존재하기 위해서는 적응을 위한 몸적 기능이라는 중핵이 있어야 한다. 생명체가 이 세상에서 제대로 기능하기 위해서는 소마 기능이 정상적이어야 한다는 말이다. 그 기능들이 정상적이란 말은 균형에서 벗어나 '바이어스'된 상태로 있음을 뜻한다. 이 말은 소마의 네 가지 기능이 각각 항상성과 균형감 안에 정지되어 있는 상태가 아님을 의미한다.

생명의 특징은 비항상성과 불균형(nonhomeostatic imbalance)이 원인이 되어 균형을 추구하는 움직임으로 나타난다. 가령, 수직 차원의 균형은 위 아래로 향하는 방향성이 균형을 맞추고 있음을 의미한다. 그러나 그와 관련된 원초적인 기능은 위로 향하려는 바이어스 성향을 갖고 있다. 만약 그렇지 않다면 그 기능은 오히려 장애 상태인 것이다.

  우리 인간이나 다른 생명체가 이 세상에서 성공적으로 살아남을 수 있는 방법을 이해하려면 바로 각각의 원초적인 소마 기능에 숨겨진 이 긍정의 바이어스를 찾아야 한다. 소마는 아래로 가라앉기보다는 위로 직립하기를 원한다. 소마는 뒤로 물러나기보다 앞으로 대면하기를 원한다. 소마는 목표한 것을 놓치기보다 그것을 핸들링하려고 한다. 소마는 공간 속에 굳은 상태로 남기보다 효율적인 코디네이션으로 시간에 맞추어 움직이길 원한다.

  이 네 가지 바이어스는 소마의 구성에 필수적일 뿐만 아니라 바로 생명체의 웰빙에 필수적이다. 소마가 단순히 균형 상태에 있다거나 균형 아래 놓여 있다면 효율성은 자동적으로 떨어지고 우리가 세상에서 이루어나가는 다양성은 위협을 받을 수밖에 없다. 어떤 인간의 삶이든지 이 네 가지 기능이 잘 가동되느냐가 가장 우선된다. 하나 또는 그 이상의 기능에 장애가 일어나면 인간의 일반적 적응 행동에 문제가 생긴다.

  인간의 몸이 효과적으로 위대한 성취를 이루는 것은 타이밍 자체가 가지고 있는 능력이다. 타이밍 기능은 움직임의 통합과정인 삶의 보편적 특성을 생명체에 제공한다. 생명의 타이밍 기능은 움직임을 계속해야 하는 저글링 행위에 어느 정도 비유될 수 있다. 정의하자면 그것은 끊임없는 미완성 속에 계속되는 움직임이다. 소마의 과정에 해당하는 주어진 상황인 움직임, 대사 작용, 방향성에서 볼 때 무언가가 언제나 '공중'에 있고 떨어져서는 안 되는 형국이다. 어느 상황에서든지 소마는 항상 미완성과 유보의 상태를 벗어나지 않는다. 그것은 또한 아직 일어나지 않은 이벤트를 기다리고 있다. 소마 프로세스에 숨어 있는 전략은 엔트로피를 줄여서 에너지를 얻기 위하여 '시간적 시퀀스에 의해 움직임을 조직화하는 것'이라고 말할 수 있다.

이것이 미래를 위해 투자하는 생명의 전략이다. 말하자면 금방 되찾을 수는 없지만 오직 시간의 지체 이후에만 돌아오는 에너지 비용을 무릅쓰는 삶의 전략인 것이다. 생명의 계획은 이렇게 늘 새로운 벤처를 위하여 그 자체를 재투자함으로써 손실을 만회하고 균형을 되찾는, 지체 시간 동안 움직이는 소마의 프로세스를 지속하는 것이다.

이 과정에서 신경이 쓰이는 부분은 미래에 대한 투자가 소마의 일정 부분에 가져올 약간의 리스크, 즉 미래 보상에 대한 기대감 속에 일어나는 문제 같은 것이다. 소마는 이 보상에 대한 신념 때문에 리스크를 무릅쓴다.

결국 '신념'의 문제다. 살아 있는 존재들이 끊임없이 위험을 무릅쓰는 이유는 보상에 대한 절대적인 신념 때문이다. 보상을 단순히 기다리는 것이 아니라 기대하고 있다. 그들은 효율적으로 이루어지는 타이밍 과정에서 '초과에너지'가 나올 것을 기대하는 것이다.

요컨대, 삶은 움직임이다. 생명의 순차적 과정은 시간에 의해 조율된 움직임이다. 이 과정은 미래 완성에 대한 절대적인 신념 때문에 현재의 미완성을 무릅쓰는 형세이다. 바로 이 신념 때문에 삶의 과정은 끊임없이 다음 행위들을 계획한다. 이것이 불안정하면서도 안정적인 소마의 과정이다.

타이밍 과정에 대해 보다 세련된 관점을 갖게 되면 아직까지 일반 생물학에서 확실히 알려진 바 없는 사실, 즉 미래에 대한 신념으로 위험을 감수하는 생명의 비밀을 알 수 있게 된다. 지금까지 생물학자들은 생명의 법칙이 단순히 생존에 관계하고 있다는 정도까지만 다윈의 진화론을 따라왔다. 생명의 근본적인 충동에 대한 이런 식의 정적인 평가로는 자연과학을 넘어 확장되는 소마의 세계를 그려낼 수 없다. 생존은 생명의 프로젝트를 최소한으로 묘사한 것이다. 생명은 그 이상에 의미를 지닌다.

모든 생명체를 보면, 소마는 그 자체에 머물러 있으면서 생존하기 위하여 만들어진 존재가 아니라 확장하고 성장하고 진화하기 위한 존재임을 알 수 있다. 이것이 34억 년 동안의 놀라운 순례기간을 거친 소마가 우리에게 알려준 사실이다. 이 사실을 부인한다면 이 놀라운 유기적 존재를 제대로 밝히는 데 실패할 수밖에 없다.

소마가 미래에 대한 확신으로 위험을 감수하는 것은 단순한 생존의 차원을 넘어선다. 그것은 효율성에 의해 생겨난 초과에너지를 보유하고 성장, 확장하는 주체적 행위이다. 소마는 항상성과 생존에 멈추어 있는 존재가 아니다. 다시 말하면 그것은 끊임없이 불균형과 불안정한 상태를 무릅쓰고 나아가는 존재인 것이다. 소마는 그 기원에서부터 안정 추구라는 최소한의 욕구를 넘어서 상위질서로의 합성을 통하여 여분의 에너지를 사용하며 다양화되고 확장, 성장해온 존재이다.

전통 생물학에서 이야기하는 것과는 반대로 소마의 성장은 끝없이 위험을 감수하는 새로운 모험이다. 성장은 정적인 반복 사이클이나 과거에 있었던 사건의 반복과정이 아니다. 그것은 항상 과거에 있었던 것보다 확장되는 새로운 벤처이다. 단지 개념만이 정지해 있을 뿐이다. 생명은 그 고유의 계획에 의해 끝없는 미래를 향해 자라나고 확장되고 진화한다. 어떤 인간들은 살아남기 위해 삶에 매달려 전전긍긍하지만, 인간 소마에 앞서 있던 모든 소마들은 마치 우주의 존재 목적이 이 생명 확장 프로젝트에 있다는 듯이 신념을 가지고 우주 속에 그 수와 다양성을 확장시켜왔다.

생명은 이 세상에 존재하기 위하여 끝없는 변이를 거쳐 중력에 저항하며 서고 균형 잡는 방법을 찾아야 했다. 이 이야기는 인간의 특성과는 거리가 요원한 이야기처럼 들릴지도 모른다. 그러나 어린 아기에게 유전적으로 주어진 초기 반사기능이 바로 균형 안에 일어서는 작업과 뗄 수 없다는 사실은 부인할 수 없다. 균형 속에 서는 기능은 가장 기초가 되기에 그 발달에 문제가 생기면 정상적인 '인간' 지성의 발달에도 문제가 생긴다.

생명은 세상의 일부가 되기 위하여 '깊이'라는 두 번째 공간 차원을 표현해야 한다. 그것은 얼굴의 발달로 이루어지는데 그 한가운데에는 언제나 세상으로 향하는 입이 있다. 대면하기(facing)와 세상으로 향하기(heading)는 바로 소마가 필요한 것을 찾아 움직이는 방식이다. 원하는 것을 대면하고 그것을 향한 움직임을 학습하지 않은 인간은 생리적으로 감성적으로 생존을 위한 필수 욕구도 채우지 않고 살아가는 문제를 가진 사람이다.

생명의 몸에 편향성(laterality)과 대칭성을 부과하는 '너비'라는 공간의 세 번째 차원도 빠질 수 없다. 한쪽 면은 세상을 움켜쥐는 역할을 하고 다른 한쪽은 그것과 공조하는 기능을 한다. 우리 인간은 양손잡이 조상으로부터 대개의 경우 오른손잡이로 진화했다. 우리는 이렇게 전문화되었고 그 전문화 과정은 중추신경계를 보면 잘 드러난다. 우리 모두는 원하는 것으로 접근하여 그것을 손에 넣으려고 오른쪽이나 왼쪽을 전문적으로 발달시켰다. 그렇지 않으면 생존과 성장을 보장할 만큼의 효율성을 가지고 세상을 다룰 수 없다. 더욱이 언어 사용이라는 인간의 고유능력이 이 손의 전문성과 복잡하게 얽혀 있다는 사실을 알아차릴 수 없을 것이다.

이 세 가지 소마의 차원을 하나의 신경통합과정으로 만드는 것이 바로 타이밍 기능이다. 이 기능이 소마에 통일성과 전체성을 부여한다. 인간 이외의 소마들은 생존을 위한 타고난 코디네이션 기능이 놀랍도록 탁월하다. 동물행동학자들은 이 능력을 '고정된 행위 패턴(fixed action pattern)'이라고 부른다. 이 능력은 선천적인 적응 학습(preadapted learning)의 형태로서 세대를 넘어 유전되었다. 철새의 이동이나 개가 따라다니는 버릇 등이 그것이다.

그러나 인간의 타이밍 기능은 보통의 변이과정을 넘어서 있다. 동물과 같은 고정된 행위 패턴을 버리고 인간됨을 분명이 하는 안내 통제 기능을 발달시켰는데 그것이 바로 '학습'이다. 타이밍 기능은 단지 3차원적 움직임의 시퀀스를 조정하는 능력이라기보다 그 움직임을 공조하여 소마가 원하는 효율적 목적을 충족시키는 능력이다.

여기서 소마란 단지 물리적 세계에서 균형을 유지하는 존재가 아니라는 점, 말하자면 단지 환경과의 조우에서 항상성을 유지하는 것이 아니라는 점을 인식하는 것이 중요하다. 오히려 소마는 언제나 불균형과 불안정성을 감수하며 어떤 성취를 향해 움직여나간다.

모든 소마 기능들은 목적을 가지고 있고 그렇지 않으면 결코 진화하거나 생존할 수 없다는 사실은 하나의 생물학적 법칙이다. 생명의 몸은 목적을 가지고 있고 따라서 목적 지향적(telenomic)이다. 위대한 노벨 생리의학상 수상자인 자크 모노는 《기회와 필요(Chance and Necessity)》라는 책에서 다음과 같이 강조한다. "살아 있는 존재들에게 예외 없이 적용할 수 있는 근본 특성 중 하나는 목적이나 사명을 부여받은 '대상됨(being object)'의 특성이다. 그것은 그들의 구조 안에서 드러나고 퍼포먼스를 통해 이루어진다." 이러한 생물학적 의도성은 "살아 있는 존재를 규명하는 데 필수적이다".

우리 안에 있는 이 네 가지 소마 기능은 태고의 지혜가 담긴 자체의 의도와 함께 몸의 중심에서 고요히 움직이는 근본 목적들을 우리가 이해하도록 가르치고 있다. 이 네 가지 기능은 그 필요와 요구를 아는 '원형의 몸' 즉 '몸성'으로 구성된다. 심오한 생물학적 의미에서 볼 때 이것이 우리 각자가 필요로 하고 바라는 것이다. 문제는 이 놀라운 생명의 중심과 투명한 지혜를 어떻게 알아차릴 수 있는가 하는 점이다. 타이밍의 통합 기능 덕분에 이 지혜는 어느 정도 모습을 드러낸다. 효율성과 편안함, 그리고 여유로움이 바로 이 지혜가 발현하는 모습이다.

2장

몸학 교육

01
학습의 본질

성인 남자의 뇌 전체 무게는 50온스가량으로 알려져 있다. 이는 약 1400그램에 해당한다. 뇌는 실로 어마어마한 기관이다. 약 120억 개의 뉴런이 군집을 이루고 그 대부분인 90억 개의 뉴런이 맨 위층인 대뇌피질에 집중되어 있다. 이 신경세포들의 중심에, 천막의 중심대에 다른 모든 것이 매달려 있듯이, 감각운동계가 자리 잡고 있다.

신경세포의 거대한 집합을 통해 하나로 결합된 이원적 기능이 이루어진다. 여기서 이원적 기능이란 것은 신체로부터 감각정보를 받음과 동시에 공조와 통합과정을 통해 그것을 움직이는 기능을 말한다. 신경생리학자인 로저 스페리는 뇌 기능의 유일한 산물은 근육공조(muscular coordination)라고 결론 내린 바 있다. 심지어 우리의 사고체계가 출력한 모든 것은 운동 시스템 속으로 간다고 이야기하면서 이 사실을 분명히 하고 있다. 이 말은 인간이 사고할 때 근육이 활성화되거나 최소한 운동신경이 활성화한다는 뜻이다. 이러한 판단은 지난 수십 년간의 뇌 연구 결과에 바탕을 둔 것이다. 이제 생각하는 마음과 행동하는 육체가 서로 분리되어 있다는, 인간에 대한 고전적 개념이 깨질 지경이 되었다. 인간은 하나로 통합된 존재인 소마이며, 그것은 스스로 움직이고, 스스로 감각하고, 스스로 통합하는 존재인 것이다.

중추신경계는 구조적으로나 기능적으로 주도적 위치를 차지하기 때문에 그 감각운동계에 대해 좀 더 면밀히 조사해보자. 감각운동계가 신체의 중심축이 되는 전체 척추 길이만큼 형성되어 있으며

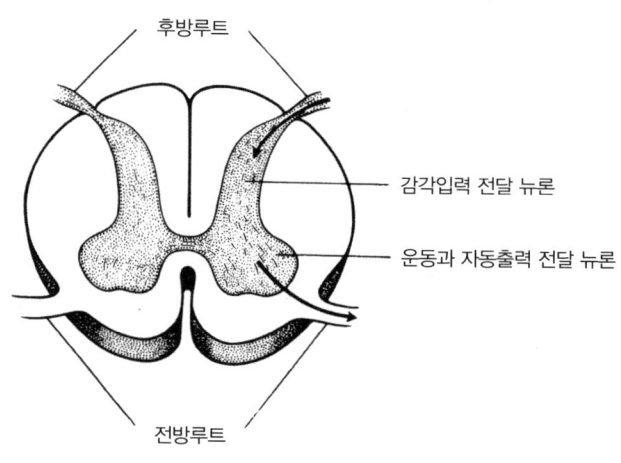

그림1 _ 척수 단면의 감각신경과 운동신경 경로

척추를 따라 올라가 대뇌피질 중심까지 연결되어 있다는 점은 주목할 만하다. 운동신경은 대뇌피질 중심의 앞쪽에, 감각신경은 바로 뒤쪽에 위치한다(그림 1, 2). 뇌의 왼쪽 부위는 오른쪽 신체 부위를 가로질러 제어하고, 뇌의 오른쪽 부위는 왼쪽을 통제하고 있다는 사실이 분명히 드러난다. 이 교차 현상은 신경계가 신체를 통제하는 통합방식을 보여준다. 우리는 즉시 동일한 두 개의 뇌 반구가 붙어 있는 것처럼 여겨 왼쪽 뇌가 신체의 왼쪽 부위를, 오른쪽 뇌가 신체의 오른쪽 부위를 통제하지 않는지 의문이 들 것이다. 그러나

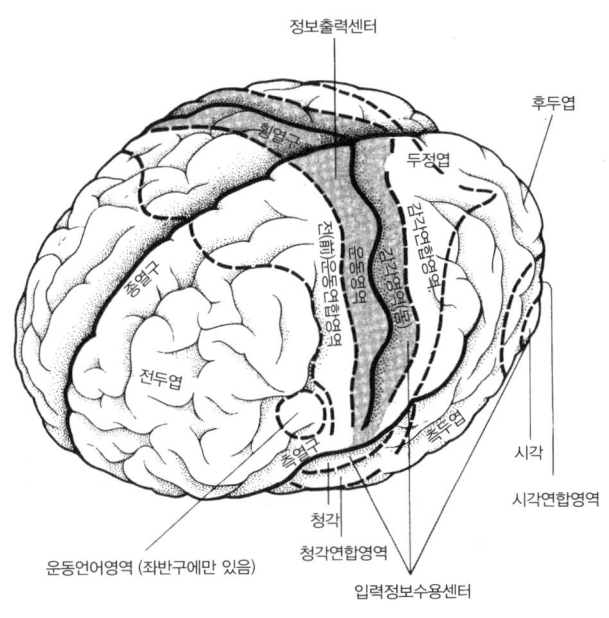

그림2 _ 대뇌피질의 감각신경과 운동신경 경로

뇌나 신체의 경우는 절반의 두 쪽이 하나로 합쳐진 것이라기보다는 두 갈래의 작업 요소로 나뉜 하나의 소마 단위이다. 신경 연결망에서 일어나는 교차 현상은 소마가 하나로 통합되는 기능의 구조적 표시이다.

감각운동계에서 신경이 신경망 안에서 정렬되는 방식은 들여다보기 어려운 특성 때문에 잘 알려지지 않은 부분이 있다. 감각운동계의 레이아웃은 피아노 건반의 오름 키와 같이 합리적으로 정렬되어 있다. 가운데 도(C)에 해당하는 흰색 건반을 누르면 피아노의 해머가 C 스트링을 때리면서 소리가 나듯이, 신경망에서 신경에 가해진 자극은 신체에서 그것에 상응하는 근육세포나 감각세포를 활성화시킨다.

신경외과 의사들이 뇌수술을 할 때 감각신경계 바로 위의 두개골 부분을 연 후 극미량의 전기로 충전된 미세한 필라멘트로 이들 신경 부위를 자극한 적이 있다. 필라멘트로 발 근육이나 뺨 또는 엄지 근육에 해당하는 신경들을 자극했을 때 해당 근육이 수축했다. 같은 필라멘트를 가지고 발이나 뺨, 엄지에 상응하는 감각 회로 신경들을 살짝 건드렸더니 환자는(놀랍게도 이 과정에서 태연히 깨어 있었는데) 머리에서가 아니라 발이나 뺨, 엄지 안에서 각기 감각이 느껴진다고 하였다. 이것은 마치 피아노에서 다른 키를 누르고 다른 음을 내는 것과 유사한 이치였다.

피아노의 합리적 작동과정과 감각운동계의 유사성은 이 정도에 끝나지 않는다. 이들 두뇌의 신경 트랙의 질서정연한 레이아웃은 발끝에서 머리끝까지 몸 전체를 포괄하고 있다.

 그림 3과 4는 두뇌피질의 신경세포에서 감각, 운동 트랙이 몸의 바닥에서 윗부분까지 어떻게 정렬되어 있는가를 보여준다. 이들 트랙을 따라가 보면 작은 인간(homunculus)*을 스케치하는 것처럼 보이는데, 그래서 이들을 각각 '감각 소인' '운동 소인'이라고 부른다. 소인(小人)의 발은 두 개의 반구가 길게 갈리는 지점, 해부학적으로 종열구(longitudinal fissure)에서 시작한다. 그리고 그 지점에서부터 뇌의 양옆으로 다리, 엉덩이, 몸통, 어깨, 팔, 손의 순으로 신체에 상응하는 신경도가 그려진다. 더 나아가 얼굴에 대한 신경, 입술, 혀, 성음 관련 신경들이 스케치된다. 가볍게 충전된 필라멘트를 가지고 이 신경 건반을 건드려나가면 해당 근육과 감각이 피아노와 같이 잘 정렬된 연속적 방식으로 활성화된다. 이 경우 근육들이 차례로 수축되고 감각은 그에 상승하는 아르페지오**를 만들어낼 것이다.

 이 작은 인간을 자세히 들여다보면 이상한 점이 눈에 띌 것이다. 그중 확연하게 나타나는 것은 손과 얼굴 부위가 엄청난 공간을 차

---

* homunculus는 16, 17세기 의학 이론에서 정자 속에 있었다고 극미인(極微人)을 의미한다. 여기서는 감각운동계를 지배하는 작은 인간(소인) 또는 뇌 안의 소인으로 번역하였다. - 옮긴이
** '아르페지오'는 음악 전문용어로 '분산화음'이라고 번역되기도 하지만 외래어로 사용되는 것이 일반적이다. 조용한 화음에 어울리는 주법으로 한 번에 화음을 내는 스트로크와는 달리 한 음씩 연달아 소리 내는 연주법이다.―옮긴이

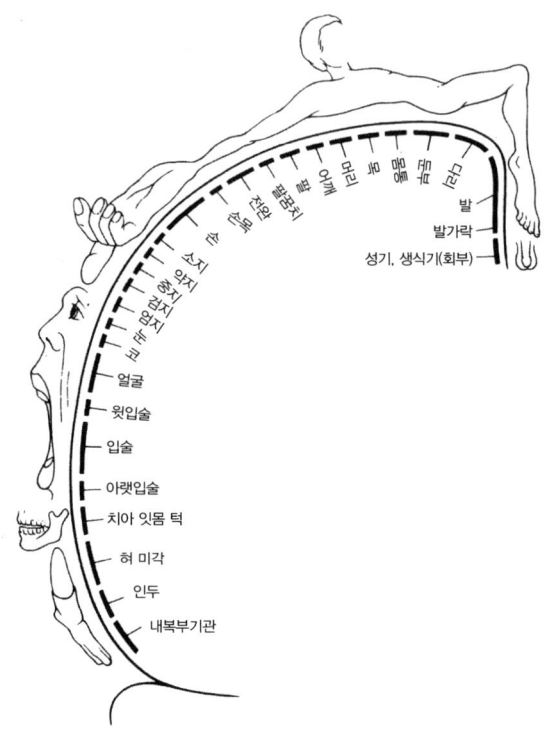

그림3 _ 감각피질 소인도

지한 반면 다리와 몸통이 작은 부분을 차지하고 있는 점이다. 신체 구조에서는 다리와 몸통이 많은 부분을 차지하지만 신경 구조의 관점에서는 작은 부분에 지나지 않는다. 이 신경도가 대략적으로 보여준 소인의 관점은 인간을 구조가 아닌 기능적으로 나타내고자 한 것이다. 정확히 말하자면, 살아 있는 인간의 몸, 즉 인간의 소마의 근접한 모습이 그려지고 있다.

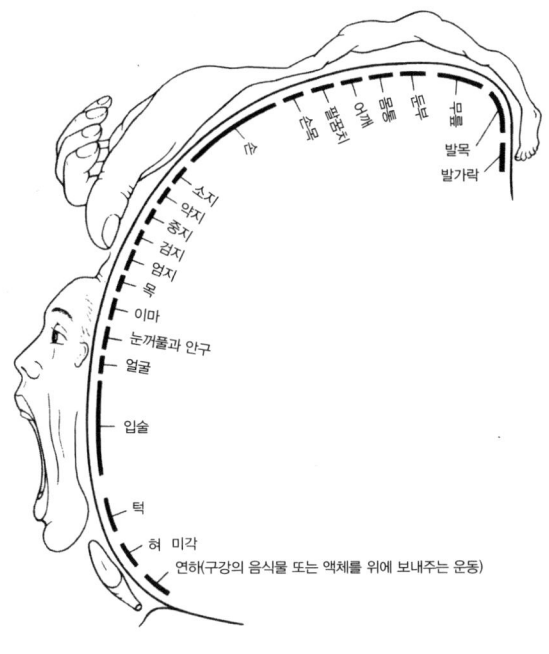

그림4 _ 운동피질 소인도

 소인의 손과 얼굴에 많은 부분을 할애하고 있는 것은 우리에게 시사점을 던진다. 수백만 년 넘게 계속 진화한 인간의 뇌 구조임을 고려할 때 손가락을 가진 손과 입을 가진 얼굴이 우리 생존의 핵심이었던 것으로 판단된다. 살기 위하여 우리는 먹어야 하고 먹기 위하여 식량을 발견하고 그것을 움켜쥐고 입으로 가져가야 했다. 그러나 우리는 먹기 위해서만 입을 사용하지 않고 말하기 위해서도 사용했다. 그리하여 입술과 혀와 목의 신경이 세밀하게 발달했고,

손가락의 경우도 물건을 잘 다룰 수 있을 만큼 정교한 기능을 갖게 되었다. 소인의 신경도에서 보면 인간은 먹을 것만 구하기 위해 입을 가진 존재가 아니다. 우리는 언어를 사용하여 다른 이들과 소통하고 보다 나은 삶을 위해 도구를 만든 존재임을 알 수 있다.

　두뇌의 감각운동 트랙에서 보이는 신경 정렬 상태의 놀라운 점은 여기에 그치지 않는다. 그것은 얼굴이 신체의 다른 부분과 분리되어 있다는 점이다. 그림에서 보는 바와 같이 소인의 몸은 발가락에서부터 어깨, 목, 머리까지 뻗어 있으나 얼굴이 없다. 얼굴은 자체의 특수 기능에 따라 신체의 다른 면으로부터 신경학적으로 구분된다. 그림에는 각 측면의 가운데에 손이 있어 신경체의 편향성(laterality)의 중심을 이루고, 이어 얼굴의 가운데 위치한 입이 신경체의 대면성(faciality)의 중심을 이루고 있다. 따라서 뇌 속의 이 작은 인간은 핸들링을 위해 양측으로 나누어진 손의 기능과, 대면하기 위한 전방 기능, 이 두 가지 기능 영역이 지배적으로 나타나고 있다. 이렇듯 측면 기능과 전방 기능의 신경학적 분리 현상은 조작 기능과 대면 기능이 신기하게도 거꾸로 관계하고 있는 점에서 볼 때 더욱 뚜렷이 나타난다. 소인의 신체는 거꾸로 놓인 채로 커브를 이루는 한편 얼굴 부위는 오른쪽이 올라갔다. 얼굴의 뚜렷한 포지션을 보면 먹고 말하기 위한 입의 기능만이 아니라 보고, 듣고, 냄새 맡는 감각기관을 통해 전방에 무엇이 있고 어디로 향해야 하는지에 관한 정보를 신체의 다른 부분에 전달하고 있음을 알 수 있다. 뇌 안의 소인의 신체 정렬에 의하면 얼굴은 원하는 것으로 다가가 그것을 핸들링할 수 있도록 몸을 인도하고 안내하는 기능을 하고 있음이 분명하다.

이렇게 감각-운동 소인(sensorimotor homunculus)은 감지와 행동을 위해 만들어진 산물이다. 그것은 감각적 움직임의 과정을 위해 디자인되었다. 그러나 여기서 볼 수 있는 것은 감각운동계의 전체 시스템이 아니라 안내 기능을 가진 피질 표면이다. 이 경로에 나타난 신경들은 피질층 내부에 깊숙이 자리하고 있으며 감각연합영역과 전(前)운동연합영역(premotor association)까지 이 경로들의 기능을 연결시키는 또 하나의 통합센터로 이어져 있다. 또한 이 센터는 시각을 관장하는 후두엽(occipital lobe), 청각을 관장하는 측두엽(temporal lobe)으로도 연결되어 있다. 후두엽과 측두엽은 그림 2에서 관찰될 수 있지만 두개골의 유상돌기 뼈 성분으로 둘러싸인 전정계(vestibular system) 속의 세반고리관같이 볼 수 없는 부분도 있다. 액체로 채워진 세반고리관은 뇌의 중심영역과 소뇌에 직통으로 연결되어 있다. 세 개의 관은 소마의 정면과 양옆에 중력의 상하 중심선의 위치 정보를 제공한다. 이 전정기관이 바로 우리가 '서는' 기능에 없어서는 안 될 성역이다.

겉으로 드러나지 않는 것이 또 있다면 그것은 바로 타이밍 기능이다. 그것이 나타나지 않는 이유는 타이밍 기능에 의해서 구조가 움직일 때만 모습을 드러내기 때문이다. 그 기능은 어느 특정 부위에 있는 것이 아니라 온몸에 퍼져 있다. 타이밍은 살아 있는 몸의 통합 기능이다. 따라서 그것은 온몸에 퍼져 있으며, 만일 그렇지 않다면 몸 전체의 감각운동계를 통합할 수 없을 것이다. 따라서 타이밍은 중추신경 최상의 기능이기는 하지만 그 기능을 수행하는 특별한 기관은 없다. 그것은 헤게모니를 가지고 우리 몸의 모든 기관을 통솔한다.

타이밍 기능에 관하여 알려진 바는 거의 없지만 그 흔적은 유추할 수 있었다. 바로 앞에서 살펴본 신경 건반이 그것이다. 덕분에 살아 있는 몸의 구조와 기능이 어떻게 하나로 융합되는지에 대해 감을 잡을 수 있다. 이로써 우리는 로저 스페리의 판단과 같은 맥락에서 "사고체계와 운동체계가 같이 가고 있다"는 말을 잘 이해할 수 있을 것이다.

여기서 시사하는 바는 생각이 신체적 행위라는 것이다. 더 자세히 말하면 생각은 우리 몸에 직접 연결되어 있는 운동피질 내의 운동신경을 자극하는 운동행위라는 뜻이다. 스페리는 바로 생각은 움직임, 곧 생명체의 신체적 움직임이라는 몸학의 관점을 제시하고 있다. 이 관점은 수천 년간 우리 자신에 대한 진정한 이해를 막고 있던 철학적, 종교적 신념에 쐐기를 박는 것일지도 모른다. 지옥의 바닥으로 내려가야 천국을 발견할 수 있다고 한 단테의 말처럼 영성적 믿음의 진정한 원천은 우리 자신의 소마 깊숙한 곳을 탐구함으로써만 찾아질 수 있을 것이다.

마크 제이콥슨(Mark Jacobson)은 사고와 운동의 관계를 과학적으로 연구한 개척자 가운데 한 사람이었다. 그는 '발전적 휴식(progressive relaxation)'이라고 부르는 유명한 임상법을 개발했는데, 그것은 과도한 긴장과 걱정을 완화하는 실용적 방법이었다. 그가 1927년부터 수년에 걸쳐 개발한 근육긴장 측정 장치는 생각과 근육긴장이 서로 밀접하게 연결되어 있음을 결정적으로 보여주고 있다. 피험자가 추상적인 생각에 젖어 있을 때나 말할 때 사용하는 근육이 현저히 활성화되는 것은 물론 모든 정신활동이 줄어들면서 근육긴장이 완화되고 있음도 발견되었다(Jacobson, 1938).

같은 맥락에서 스미스(Smith), 브라운(Brown), 토만(Toman), 굿맨(Goodman)도 모든 근육이 마비된 상태에서 어떤 사고 작용이 일어나는지 알아보는 실험을 수행했다(1947). 피험자에게 근육을 마비시키는 쿠라레 타입의 독극물을 투여하는 실험이었다. 완전한 마비 상태로 들어가면 횡격막이 폐강을 움직일 수 없게 되므로 피험자에게 인공호흡 장치가 설치되었다. 실험 도중에 피험자의 의식은 줄곧 깨어 있었지만 어떤 것에도 초점을 맞추기 어려웠다. 이러한 현상이 바로 감각운동기능의 장애이다. 구체적으로 말해서 그것은 대면 기능과 핸들링 기능의 상실을 의미한다.

이 분야의 또 다른 개척자인 롤랜드 데이비스(Roland C. Davis, 1939)는 피험자에게 곱셈 문제를 풀게 했는데, 문제를 푸는 동안 오른손 근육이 마치 필기를 하는 것처럼 움직이는 것을 발견했다.

생각과 운동의 관계에 관한 연구에서 가장 흥미 있는 발견 중 하나는 맥기건(F. J. McGuigan)에 의한 환청실험이었다. 맥기건은 피험자의 발성기관 근육 주변에 전자측정 장치를 하고 환청이 들릴 때 알려줄 것을 주문했다. 그랬더니 환청이 들려오는 순간 피험자의 발성기관 근육에 미세한 움직임이 감지되었다. 피험자는 환청을 의식하지 못한 채 스스로에게 이야기를 하고 있는 것이었다. 말하자면 환청은 자신의 발성기관의 운동이 전제되어야 가능했던 것이다.

정신 기능과 운동 활동 사이의 관계를 가장 폭넓게 연구한 사람은 아마도 맥길 대학의 로버트 말모(Robert Malmo)였을 것이다. 그는 30여 년에 걸쳐 이 연구를 수행했다. 말모의 작업 중 흥미 있었던 것은 전극측정(Electromyography: EMG)에 의해 그려진 근육긴장 상태의 높낮이 변화도였다. 이 연구의 중요성은 그것이 단지 생각과 근육긴장의 관계만 보여주는 것이 아니라, 피험자의 사고가 즐거운 생각에서 즐겁지 않은 생각으로 변화할 때 근육긴장도도 따라서 변화하는 것을 보여주었다.

가령 만성두통이나 목의 통증에 시달리는 사람들이 고통을 느끼는 부위의 근육을 EMG로 알아보았다. 인터뷰하는 동안 피험자가 싫어하는 토픽이나 정신을 산만하게 하는 소음이 들려오면 피험자의 근육긴장도가 올라갔다. 특히 근육긴장도가 정점에 오를 때 만성적인 두통이나 목의 통증이 재발해 고통을 호소했다. 이 분야 연구에 있어서 말모의 괄목할 만한 업적이라면, 모든 인간이 감정이입과 관련하여 근육긴장도가 높아지거나 낮아질 수 있다는 사실을 밝힌 점이다.

연장선상의 연구로서 말모 연구실에서 월러스틴(Wallerstein, 1954)에 의해 이루어진 실험이 있다. 그는 피험자가 침대에 누워 재미있는 탐정소설 이야기를 듣고 있는 동안, 이마에 EMG를 설치하여 그 부위의 근육활동을 측정하였다. 그 결과 이야기에 대한 피험자의 흥미가 고조될 때 근육긴장도가 높아지고 있음을 발견하였다. 이야기가 클라이맥스를 지날 때 근육긴장도도 정점으로 치달았다. 그러나 이야기가 끝나자 EMG 변화도는 전과 같이 정상으로 떨어졌다. 이러한 월러스틴의 연구는 흥미나 흥분에 의해 일어나는 내적 고유수용감각 경험이 근육의 수축을 유발한다는 몸학적 사실을 밝혀냈다. 흥분이 가라앉으면 긴장도도 정상으로 돌아오게 된다.

이 실험과정에서 이상하면서도 반갑지 않은 사실도 발견되었다. 이야기가 완성되지 않았을 때는 근육의 긴장이 남아 있는 현상이었다. 소위 '잔여 긴장'이 그것이다. 여기서 우리가 알 수 있는 것은 인간이 목표 지향적인 활동을 할 때 그 목표가 달성되는 시점까지 특정 근육의 EMG에 나타나는 긴장도가 꾸준히 증가한다는 것이다. 물론 그 일이 완수되면 긴장도는 떨어질 것이다. 그러나 작업이 끝나지 않으면 잔여 긴장이 근육에 여전히 남아 있고, 아주 오랜 시간에 걸쳐 천천히 긴장도가 가라앉는다.

맥길 대학에서는 이 현상과 관련하여 또 다른 실험을 진행하였다. 피험자를 두 그룹으로 나눠 그림을 보여주고 그림과 관련된 이야기를 해보라고 주문하였다. 이때 피험자들의 발성기관 근육에 긴장도를 측정할 수 있는 EMG 모니터를 설치해놓았다. 그들의 이야기를 들은 후 정신과 전문의로 하여금 그 절반의 피험자들의 퍼포먼스에 대해 찬사를 늘어놓게 하였더니 그들의 근육긴장도는 급격히 떨어졌다. 그러나 비판을 받은 나머지 피험자들의 근육긴장도는 떨어지지 않았다. 잔여 긴장이 남아 있기는 비판을 받은 피험자뿐만 아니라 EMG 모니터를 갖고 있던 의사도 마찬가지였다. 다른 스태프를 통해 실험과정의 자초지종을 듣고 자신의 역량에 대한 재확인이 있은 후에야 나머지 피험자의 잔여 긴장도가 떨어진 사실이 흥미를 더해준다.

이러한 실험 결과를 통하여 우리는 고통이나 질병이 얼마나 심신상관의 기능적 원인 때문에 일어나는지 즉각 이해할 수 있다. 물론 우리는 스트레스에 대해 끊임없이 언급하고 있다. 한스 셀리에(Hans Selye)의 지속적 연구로 밝혀진 '스트레스'는 의학계에서 인정받고 있는 대단한 용어임에 틀림없다. 여기서 스트레스란 목표 지향적인 활동과정에서 살아 있는 몸에게 가하는 압력을 말한다. 맥길 대학과 몇몇 다른 대학의 실험 결과를 보면 기대와 흥분은 정신적 상태(mental state)가 아니라 총체적 소마의 상태(somatic state)임이 분명하다. 우리의 전 존재가 영향을 받기 때문이다. 마찬가지로 실망, 지연된 만족감, 실패의 느낌 등은 정신적 어려움이 아니라 정신적인 면을 포함하는 몸 전체의 어려움인 것이다.

만일 목표 지향적 행동이 항상 근육긴장도를 상승시키고, 불만족과 지속적인 미완성으로 인해 근육긴장이 완화되지 않는다면, 우리는 소마의 왜곡이 어떻게 일어나는지에 대한 분명한 원인을 찾은 것이다. 스트레스가 심한 패트와 찰리의 직업은 당근을 앞에 두고 달리는 말에 비교할 수 있다. 그들의 일은 늘 목표 지향적이고 하나의 목표가 달성되더라도 동시에 또 다른 아홉 개의 목표가 여전히 남아 있다. 그중 몇 개는 실패하게 되는 일이었다. 그들은 매일의 삶에서 긴장을 내려놓지 못했고 그럴 기회조차 없었음을 고백했다. 주말에 마시는 마티니 한잔으로는 그 엄청난 잔여 긴장을 해소할 수 없었다. 또다시 월요일이면 새벽 6시에 일어나서 녹초가 될 때까지 목표를 쫓아가야 했다. 몸학적으로 이야기할 때 그들은 잘못되고 있었고 더 이상 제대로 기능할 수 없었던 것이다.

오늘날의 문화는 모든 것을 참아내야 한다는 식으로 인간을 파괴적 상황으로 이끌고 있다. 때로는 생계를 꾸릴 남편이나 아내의 의무, 아이를 돌봐야 하는 의무 등 모든 것이 그 원인을 제공한다. 이러한 상황이 개개인의 한계를 넘어 과도하게 주어질 때 소마의 왜곡은 서서히 일어난다. 걱정과 고통이라는 소리 없는 사이렌에 의해 우리 의식은 점령당한다. 우리의 소마가 가벼운 움직임과 긴장을 감지하지 못하는 사이에 근육긴장이 일어날 것이다.

지난 수십 년간 계속된 신경생리학적 연구는 우리가 무슨 생각을 하느냐에 따라 우리 삶의 질과 효율성이 결정된다고 말한다. 생각은 곧 신경운동 시스템을 작동시키는 몸 전체 행위인 탓에 생각하는 활동의 본질은 바로 우리 신체활동의 성격을 결정한다. 날이면 날마다 같은 걱정에 사로잡혀 있다면 우리 몸은 매일같이 긴장할 것이고 근육의 수축 작용도 일어날 것이 분명하다. 이렇게 몸을 남용하게 된다면 그 영향에 노출되어 있는 신체 부위에는 피로와 손상이 일어날 수밖에 없다.

우리가 끊임없는 복수심에 젖어 있다면 신체근육과 내분비선은 계속 활성화할 것이다. 반복해서 절망감을 느낀다면 우리 몸 조직의 운동 능력은 완전히 무력해질 때까지 계속적으로 짓밟힐 것이다. 우리가 상처와 절망감, 두려움 같은 기억에서 헤어나오지 못한다면 신체적으로 상처를 주고 있는 것이다. 자기 파괴는 이렇게 일어난다.

신경생리학적인 증거들은 가능한 한 부정적인 생각보다 긍정적인 사고를 하라고 충고한다. 그러나 우리에게 부과된 요구 때문에 긍정정인 사고를 즐길 수 있는 기회는 거의 없는 편이다. 대다수 도시인에게 오늘날의 문화는 그들의 삶을 옥죄고 있다. 경제적 사회적 위치를 유지하는 단순한 일이 반세기 전보다 훨씬 어렵고 근심은 많아졌다. 개인의 일에 더하여 밤낮으로 신문을 읽고 뉴스를 접하지만 절망, 걱정, 불길한 예감 등은 더해만 간다. 그리하여 사람들의 잔여 긴장은 조금도 떨어질 기미가 보이지 않는다.

이러한 문제에 손쉬운 해결책은 없다. 완전한 해결책도 없다. 그러나 해결의 시작은 문제를 직시하고 이해하는 것이다. 자신에 대한 몸적 이해*를 통해, 우리에게 벌어지고 있는 일과 생각, 문화, 개인적 삶의 방식이 우리의 생리적, 감성적 차원에 영향을 미치고 있다는 것을 대강은 이해할 수 있게 된다. 자신과 소마 기능에 대한 관점을 충분히 이해함으로써 우리는 스스로 도울 수 있는 능력을 마련할 수 있다. 우리가 속해 있는 문화와 직업에 대해 아무것도 할 수 없더라도 우리 자신에게만큼은 많은 일을 할 수 있다. 자신의 경험을 다루는 방식에서도 많은 변화를 가져올 수 있을 것이다.

소마가 잘못되는 원인을 찾는 과정에서, 소마의 왜곡과 신경생리학적 연구에 관한 지금까지의 논의를 살펴보면 다음 한 가지 사실이 명백하게 드러난다. 우리의 전 존재는 매일매일의 경험과 의식의 초점에 따라 달라진다는 것이다. 이제까지 우리에게 일어난 부정적이고 왜곡된 변화를 논의해왔다. 그러나 감각운동 시스템은 생명력을 선사하는 긍정적인 변화에도 똑같이 기능함을 알아야 한다.

우리 자신이 스스로를 포기하고 통제력을 잃었던 것만큼 쉽게

---

* 의식을 내면에 두는 갖가지 연습이 여기에 해당한다. 명상이나 기도 예술 활동, 느린 움직임, 적극적 휴식 등 다양한 활동을 통해 자아의 상태를 점검할 수 있다. - 옮긴이

우리는 사회와 문화의 테두리를 벗어나 우리 자신에 대해 곰곰이 생각할 수 있고 감각운동기능의 통제력을 회복할 수 있다. 우리는 단지 미로게임을 통해 자신의 길을 찾아나갈 좌표를 읽는 방법을 알 필요가 있다. 이것이 바로 학습의 문제다. 이 학습의 핵심은 보다 쉽고 효율적인 패턴을 배우는 것이다. 말하자면 우리 삶에서 힘들고 비효율적인 움직임의 패턴을 찾아내어 효율적으로 바꾸는 것이다.

02
몸학 교육자

● 부드러운 개척자 _ 마티아스 알렉산더, 엘자 긴들러

몸학 교육의 최초 개척자 격인 F. 마티아스 알렉산더(Frederick Matthias Alexander)와 엘자 긴들러(Elsa Gindler)에게는 '필요가 발명의 어머니'라는 격언이 들어맞는다. 그들이 몸학의 영역으로 불릴 수 있는 영역을 개척하게 된 것은 다른 선택의 여지가 없었기 때문이었다.

알렉산더는 연극배우라는 자신의 직업을 이어가기 위해 목소리를 회복시킬 방법을 찾아야만 했다. 19세기 말엽 호주 시드니에서 셰익스피어 풍의 배우로 활동하던 그는 점점 목소리를 잃어간다는 사실을 알게 되었다. 그는 그 원인을 잘못된 발성법 때문이라 생각했고 연약한 성대 조직과는 상관이 없다고 믿었다. 당시에는 발성

교정을 위한 스피치 클리닉이 없었기에 알렉산더는 스스로 연구하여 어디에 문제가 있는지 자가진단을 하고 연구하기로 마음을 굳혔다.

그러기 위해 가장 단순한 바이오피드백 도구인 거울을 사용하게 되었다. 그는 거울 앞에 서서 대사를 읊으며 몸의 변화를 관찰하였다. 일반적 소마의 반응에서 볼 수 있듯이 처음에는 습관화된 움직임 속에서 변화를 자각하지 못하다가, 마침내 말을 할 때 특별히 만들어지는 머리와 목의 반복적인 움직임을 잡아낼 수 있게 되었다. 목이 커브를 그리듯 휘어져 턱은 위로 올라가고 뒤통수는 몸통에 떨어지듯 아래를 향하게 되는 것이었다. 그 움직임은 몸을 움츠릴 때 모든 사람에게 나타나는 흔한 동작이었는데, 알렉산더는 그 동작이 목구멍을 뒤틀어 성대를 압박하고 있음을 인지했다. 이렇게 무의식 속에서 이루어지는 전형적인 소마의 응축을 관찰하는 것에서부터 알렉산더 테크닉은 시작되었다.

1904년 런던으로 거처를 옮긴 알렉산더는 그로부터 40년간 여러 사람의 목과 어깨, 등의 굳어진 자세를 교정하는 방법을 성공적으로 가르치며 명성을 얻었다. 알렉산더에 의해 효과를 본 사람들의 변화가 대단한 나머지 영국 작가 버나드 쇼는 알렉산더 테크닉을 "원대한 과학의 시작점"이라 부르기도 하였다. 미국의 철학자 존 듀이도 자신이 건강하게 장수할 수 있었던 이유를 알렉산더의 덕으로 돌리며 그의 가르침을 "모든 교육이 필요로 하는 새로운 방향"이라 말했다.

후에 영국 작가 올더스 헉슬리는 이렇게 말했다.

"알렉산더의 테크닉은 그동안 우리가 찾아온 창조적 의식통제의 방법이다. 정신·물리적 유기체로서의 몸을 온전히 컨트롤할 수 있도록 깨어 있는 방법을 가르쳐주고 있다."

행동생물학의 거장 니코 틴버겐도 1973년 노벨의학상 수상소감에서 알렉산더 테크닉을 극찬하였다.

대중적으로 인정을 받고 인지도가 높아지면서 알렉산더는 그의 테크닉을 가르칠 제자들을 양성하기 시작하였다. 이 지도자들은 영국 본토는 물론 영연방에서부터 미국까지 퍼져나가, 불균형으로 인해 자세 교정이 필요한 수많은 이들에게 도움을 주었다. 그들은 자신의 몸을 어떻게 하면 더욱 효과적으로, 편안히 움직일 수 있는지를 보여주었다. 가령 학습자가 뒤로 누워 있는 몸을 일으킬 때, 머리와 턱을 고정시키듯이 잡아주어 몸의 움직임의 미세한 차이를 직접적으로 느낄 수 있도록 가르쳤다. 이렇게 직접적으로 머리나 어깨 등을 잡아주는 훈련뿐 아니라, 학습자가 스스로 연습할 때는 "목에 힘을 빼고 머리를 조금 앞으로 숙이다가 올려주세요" "등을 길고 넓게 펴세요"와 같은 말을 통해 몸의 움직임에 따른 변화를 느끼도록 유도하였다.

알렉산더 테크닉의 특징은 무엇보다 효과가 분명하다는 점에 있다. 이 테크닉이 놀라운 결과를 가져다 주는 이유는 학습자가 비효율적이거나 때로는 잘못된 몸의 움직임을 스스로 진단할 수 있도록 몸을 깨워주며, 습관적으로 굳어진 움직임을 알아차릴 수 있도록 도와주기 때문이다. 동시에, 몸의 움직임을 보다 더 효율적으로 사용할 수 있다는 걸 알려주고, 지시어를 통해 그 효율적 움직임을 강화하여 습관화되어 있는 비효율적인 움직임을 제어하고 새로운 패턴의 움직임을 찾아낼 수 있도록 도와준다.

이 테크닉의 강점은 컴퓨터 앞에 앉아 있을 때, 설거지를 할 때, 독서할 때, 도구를 사용하여 일할 때 등과 같이 평범한 일상에서 활용될 수 있다는 점이다. 그리하면 그 사람의 자세가 점차 변화해 간다. 키가 더 커지고, 더욱 균형 잡힐 뿐만 아니라 움직임이 부드러워진다. 여기서의 '부드러움'이란 바로 불필요한 힘을 들이지 않은 효율적인 움직임을 말한다.

아마도 알렉산더의 발견의 핵심은 인간 움직임의 '근본통제(primary control)' 영역을 머리와 목 부위로 보았다는 점이다. 머리에는 몸의 균형과 공간지각 능력을 조절하는 기관들이 있다. 이 기관들이 몸 전체를 이끌고 몸의 나머지 부분의 반응을 유도한다. 따라서 머리의 균형과 움직임이 잘못될 경우에는 몸 전체가 불균형으로 뒤틀리게 된다. 같은 원리로, 몸의 대체적인 자세를 교정하고 싶다면, 머리와 목 부근에서 시작해야 한다.

베를린 출신 엘자 긴들러는 체육교사였다. 그녀의 몸학적 작업은 가난했던 환경과 자신의 질병인 결핵을 극복하기 위한 과정의 산물이었다. 21세기 초, 젊은 여성이었던 그녀는 자신이 폐질환이 있다는 것을 알고 스트레스를 많이 받았다. 의사는 그녀의 폐가 회복될 수 있도록 충분한 기간 동안 스위스의 요양지로 떠날 것을 권유했다. 하지만 그러한 호사를 누릴 경제적 사정이 되지 못했던 그녀는 치유를 위해 스스로 숨 쉬는 방법을 연습해보기로 결정했다. 한쪽 폐로 숨을 쉴 때 다른 쪽 폐는 휴식 상태에 있도록 하는 호흡법을 찾기 위해서였다.

이를 위해 그녀는 자신의 내부 감각을 관찰하며 기도가 연결된 목구멍과 흉곽, 횡격막, 그리고 복부의 움직임에 이르기까지 서서히 변화를 주어 양쪽 폐 각각으로 숨 쉬는 방법을 개발하기에 이르렀다. 이토록 단순하고 놀라운 방법을 통해 그녀의 폐는 정상적으로 회복될 수 있었다. 담당 의사는 '가끔씩은 기적이 일어난다'는 선입견과 함께 그녀의 이야기를 사실로 받아들이지 않았다.

그러나 긴들러는 자신의 회복이 기적이 아님을 알고 있었다. 그것은 그녀가 몸 안에서 일어나는 변화들을 세심하게 관찰한 결과였기 때문이었다. 따라서 그녀가 스스로를 위해 시작했던 한쪽 폐로 숨 쉬는 방법은 그녀만의 치유로 그치지 않았다. 사람들이 자신의 내적 감각을 느끼고 의식할수록 몸이 더욱 효율적으로 작용한다는 사실까지 발견하게 된 것이다.

그녀는 사람이 자신의 몸을 각성함으로써 몸의 기능을 개선하고 향상시킬 수 있다는 점을 깨달았다. 몸 자체가 인간 변화의 중심이기에 그녀는 이어지는 연구를 인간연구(Arbeit am Menschen: Work on People)라고 칭했다. 긴들러는 인간의 알아차림이 '심리적' '정신적' 혹은 '영성적'인 작용이라기보다 생리적인 작용이라는 사실을 발견했다. 이렇게 구체적인 말을 그대로 사용하지는 않았지만, 그녀는 인간의 알아차림을 소마의 기능이라고 생각했다.

엘자 긴들러는 우리가 주의력을 몸의 특정 부분에 집중시키면 그 부위에서 즉각적인 반응이 나타난다는 평범한 사실을 주목했다. 만약 지금 이 순간 책을 들고 있는 당신의 몸을 그대로 정지한 상태로 가만히 관찰해보자. 마치 스포트라이트가 손을 향한 듯, 책을 들고 있는 손과 손가락에서 상대적인 긴장 혹은 이완의 느낌을 알아차릴 수 있을 것이다. 손으로 감각이 집중되고 있음을 알아차리기 전 손의 감각은 집중하고 있는 현재에 비해 덜 느껴졌을 것이다. 이러한 각성 상태에서 당신은 지금 손에서 어떤 일이 벌어지고 있는지 알아차리게 되고 손이 무의식적으로 불편한 자세가 되어 있거나 지나치게 긴장되었다고 느껴지면 자동으로 몸을 움직여 책을 들기 편안한 자세로 바꿀 것이다.

내적 운동감각과 고유수용감각이 만드는 신경계의 피드백에 대한 감각적 알아차림 즉 감각각성은 인간이 더 효율적으로 움직일 수 있도록 근육조직을 미리 정렬시킨다. 이것은 정신의 통제를 받는 육체적인 기능이라는 이원론적 차원의 문제와는 다른 것이다. 오히려 하나의 몸적인 작용이 또 다른 몸적인 작용과 얼마만큼 세밀한 연관성을 가지고 있는지를 나타낸다.* 즉, 신경계와 근육계가 얼마나 밀접하게 연결되어 있는지를 보여주는 것이다.

우리는 펜필드(Penfield)의 감각운동 소인도에서 하나의 몸적 작용과 또 다른 몸적 작용의 연관성에 대해 알아보았다. 그리고 자신의 근육에 대한 감각적 인지능력이 그 근육을 조절하는 것으로 보고 이것은 '정신과 물질'의 문제가 아닌 '감각과 운동'의 문제임을 알게 되었다. 하지만 변화된 운동 패턴의 사이클은 다시 새로운 감각 형성에 기여하며, 새로운 감각은 근육공조 패턴을 재조정하게 되는 등 끊임없는 반복의 사이클이 몸 안에서 이루어진다. 이는 태어난 그 순간부터 죽을 때까지 멈추지 않는 항구적인 피드백의 고리다.

엘자 긴들러는 감각각성 능력이 향상됨에 따라 근육제어가 더욱 효율적으로 이루어질 수 있다는 사실을 알아내면서, 다른 이들이 생각지 못했던 몇 가지 신경생리학적으로 중요한 사실을 깨우쳤다. 그것은 다른 생물들과 차별화되는 인간만이 가질 수 있는 자아교정과 자기변화 능력이었다.

우리의 의식을 특별한 방법으로 몸의 움직임과 함께 사용할 때,

---

* 토마스 하나는 신경계에서 일어나는 정신적인 작용도 몸적인(somatic) 작용의 일부로 보고 근육계에서 일어나는 신체활동도 몸적인 작용의 일부로 보고 있다. - 옮긴이

자세에 근본적인 변화를 줄 수 있다는 사실을 발견한 마티아스 알렉산더의 원리도 결국 긴들러와 같은 맥락이었다. 중요한 것은, 둘 중 어느 누구도 신경생리학적 지식을 통해 이 원리를 발견한 것이 아니라는 점이다. 그들은 스스로의 몸학적 교육을 통해 이러한 사실들을 입증해낸 것이다.

알렉산더가 양성한 지도자들과 마찬가지로, 엘자 긴들러의 제자들도 세계로 뻗어나갔다. 베를린에 위치한 스튜디오에서 그녀는 수많은 '부드러운 각성 기술(Gentle Art of Awareness)' 수련자들을 양성하였다. 그중 한 명인 샤를로테 셀버(Charlotte Selver)가 이를 미국에까지 전파하게 되었고, 수십 년간 이어진 셀버의 가르침이 에리히 프롬의 견해를 바꾼 것은 물론, 프리츠 펄스(Fritz Perls)의 게슈탈트 심리학의 발전과 호흡법에 대한 빌헬름 라이히의 견해에 지대한 영향을 미치게 되었다.

하지만 셀버의 업적 중에서 가장 흥미로운 것은 바로 영국계 미국인이자 철학자인 앨런 왓츠(Alan Watts)의 반응이다. 셀버의 '감각각성(Sensory Awareness)'이라 부르는 알아차림 방법을 처음 접한 왓츠는 "이것은 살아 있는 선(Zen)이 아닌가!"라고 외치며 경탄하였다고 한다. 선불교에 대한 지식이 전혀 없었던 셀버는 베를린의 체육교사가 연구한 내용이 어찌 일본의 선불교 사상과 관련될 수 있는지 의아해했다. 하지만 곧 그녀는 자신의 감각각성 수련과 선불교 수련의 유사점을 인정할 수밖에 없었다.

선불교의 근원과 그 수련이 결국 몸학의 시스템임을 깨닫는 순간 선불교의 사상이 명쾌해진다. 선불교 수련자들은 선(禪)이 원리에 입각한 종교가 아닌, 현실에서 일어나는 모든 일들을 통해 이루어지는 일종의 수련법이라 주장한다. 하지만 서양에서는 아직까지도 어떻게 원리와 교리의 가르침 없이 해탈에 도달할 수 있다는 것인지 쉽게 이해하지 못한다. 그렇지만 이것은 마치 선불교 대변자 중 하나인 다이세츠 스즈키가 했던 말과 후에 모셰 휄든크라이스가 기능통합(FI)에 대하여 언급하는 공통된 주장이기도 하다: "선불교의 제1원칙은 원칙 자체가 없다는 것이다."

선(禪)은 수련이다. 그것은 '길'이자 살아가는 '방법'으로 완전한 깨어 있음과 알아차림의 달성이 그 행선지이다.

"스승님, 어떻게 해탈에 도달할 수 있습니까?" 선불교 수련자가 묻자 스승이 대답한다. "입 다물고 앉게나."

"그게 다 입니까?" 수련자가 묻자 스승은 "그렇다"라고 대답하고, 이어서 "침묵하며 어떻게 앉아야 할지 생각해보거라. 그것을 깨달았을 때 돌아오거라" 하고 말을 맺는다.

이런 역설적인 선불교 수련방식은 아무것도 없는 무(無) 속에 은밀하게 숨겨져 있는 형이상학의 뜻을 찾아내려 애쓰는 서양인들을 당혹스럽게 만든다. 생각하지 말고, 말하지 말고, 분석하지 않으며, 개념적으로 설명하려 들지 말아야 한다. 다만, 오관으로 스스로를 지각(知覺)하고, 그 안에 무슨 일이 벌어지는지, 오로지 그 알아차림(awareness)을 수련해야 한다. '앉다'는 의미를 충분히 깨닫고 '숨쉬는' 것을 완전히 인지한다면 그대로 마음에 평화를 느끼며, 마음의 균형과 해탈의 평온이 찾아온다.

선불교 수련자들이 추구하는 '대자유'는 몸적 해탈(somatic enlightenment)이고, 이는 점차적인 소마 기능의 효율성, 그리고 편안함의 발견에서 온다. 이것은 생각이나 믿음을 통해 이루어지지 않는다. 이는 단순히 실재하는 철학적인 진리를 사는 방법이다.*

그러므로 우리는 FI기법, 알렉산더 테크닉, 또는 SA(Sensory Awareness)를 배우는 방식이 선불교 신자가 수련하는 길과 크게 다르지 않음을 알 수 있다. 그 어떤 수련법도 원리에 의한 시스템을 부과하면서 다른 이를 돕는 방식으로 디자인된 것이 아니다. 오히려 이와는 반대로, 지적인 선입관에 갇혀 있는 시스템은 버리라고 한다. 생각이 존재하기 이전에 아득한 옛날로부터 하늘에서 주어져 지금까지 진화해온 시스템이 존재하고 있다. 그것은 바로 원형의 소마(archesoma), 여기서 '몸성'이라고 명명한 시스템이다. '몸성'은 인간의 핵심부에 머물고 있다.

아메리카 대륙의 대표적인 선불교 지도자인 리차드 베이커

---

* 번역자는 '선과 신체과학: 새로운 체육학의 조명'(선무학술논집, 1995)이라는 제목으로 기존의 체육학적 접근을 비판하고 효과적인 몸의 교육과 연구를 위해 선과 몸학의 접근법을 주장한 바 있다. 당시 번역자는 'Somatics'를 '신체과학'이라고 번역하였으나 1997년에 쓴 다른 논문부터 '몸학'이라는 용어를 사용하였다. - 옮긴이

(Richard Baker)는 샤를로테 셀버와 그녀의 남편 브룩스(Charles V. W. Brooks)의 감각각성(SA) 수련법을 찾아낸 업적에 대하여 "이는 말로 형용될 수가 없다. 영성과 존재의 언어이기 때문이다. 이는 잊혀졌지만, 앞으로 다가올 세상에 길잡이가 될 육체와 정신은 곧 하나임을 알리는 이정표다"라고 말했다. 인간의 소마가 스스로에 깨어 있게 되는 순간, 고대의 일본과 오늘날 독일의 어마어마한 문화적 거리감은 흔적도 없이 사라져 버린다.

합기도는 일본에서 우에시바 모리헤이가 19세기 말엽 발전시킨 심신훈련이다. 이는 단순히 결투나 자기방어를 위한 무술이 아니다. 이 수련은 결투에 쓰이는 에너지를 평온한 움직임으로 순화시킨 것에 가깝다. 합기도는 동작의 효율성과 함께 자신과 자신을 공격하는 상대의 움직임을 동시에 인지하는 것에 기반을 둔 깨어 있는 평온의 상태(active serenity)이다. 조화와 균형의 몸학적 원리를 터득한 합기도 수련자는 공격해오는 상대의 에너지를 있는 그대로 흡수시킨다. 균형, 컨트롤, 각성 중 어느 하나 흐트러지지 않은 상태로 상대를 받아들이는 것이다. 흠잡을 여지가 없는 완벽하고 부드러운 움직임 하나로 상대를 던져버리거나, 흐름에 따라서는 효율적 움직임과 함께 스스로 던져지기도 한다. 선(禪)에서 단련이란 육체도, 정신도 아닌 분리될 수 없는 소마의 심신 일치 상태를 기반으로 한다. 의도와 몸의 움직임이 동시에 완벽한 일치를 이루는 단계의 숙련자는 심지어 작두 위에서도 균형을 잡을 수 있다.

중국의 전통 무술 태극권은 합기도와 유사한 몸적인 단련이지만, 대련하는 상대와 '던지는' 기술을 중심으로 수련하지는 않는다. 균형 잡힌 동작들로 구성된 안무를 정확하게 따르는 군무의 형태를 보인다. 합기도가 세상과의 평온과 균형으로 이루어진다면, 태극권은 거기에 '건강'이라는 테마를 더하고 있다. 이것은 동양 고대부터 내려오는 일종의 예방의학이라고 볼 수 있다.

그 어떤 수련보다 오래된 몸학 교육이 있다면 그것은 바로 요가이다. 요가는 선(禪)과 마찬가지로 서양의 종교적 관점으로는 이해가 불가능하다. 요가 수련의 지향점은 인간 스스로의 해방과 통합이다. 여기서 '스스로'가 의미하는 바를 살피면 결국 생명의 소마가 이 수련의 핵심에 들어 있다는 말이 된다.

여기서 추구하는 사마디와 열반은 몸에서 벗어난 순수한 정신적 상태만을 의미하지 않는다. 오히려 온갖 개념적 환상에서 벗어나 몸적 통합(somatic integrity)을 이루고 개인의 자아에 대한 각성이 분명해진 상태를 의미한다. 라자요가의 여덟 단계는 미묘한 소마 기능에 대한 각성과 통제를 단계적으로 이루어나가도록 구성되어 있다. 그 마지막 여덟 번째 단계에서 요가 숙련자는 마지막 지식과 함께 모든 소마 기능을 통달하고 대자유인이 된다고 알려져 있다.

20세기 동안 서양에서는 이러한 동양 사상을 존중하며 받아들이는 현상이 꾸준히 늘어났다. 유럽인들과 미국인들이 몸학의 영역을 어느 정도 꿰뚫어볼 만큼 아시아 전통의 수련법을 '발견'해온 것으로 보인다. 몸학 교육이 함축하고 있는 시사점들은 정말 대단하다. 우리는 이런 점들을 간과하지 않기를 바란다.

얼핏 보기에는 바디 워크로 보이지 않지만 임상에서 성공적인 형태의 몸학 교육이 바이오피드백이다. 바이오피드백은 그것을 모르던 과거에 의식의 영역 아래 놓았던 생리적 사건들을 밝히는 수단이나 도구이다. 알렉산더가 사용했던 것처럼 거울과 같이 단순한 것도 바이오피드백 도구로 활용될 수 있다. 그러나 뇌파나 근육긴장도, 피부 온도 또는 피부의 전위 등을 측정하는 전자 장비를 통해 우리 몸에서 일어나고 있는 일에 대한 훨씬 폭넓은 정보를 얻을 수 있다.

우리가 자신의 몸을 특별히 의식하고 있을 때는 프로세스를 통제하는 처치방법까지 찾아낼 수 있다. 예를 들면 편두통의 경우는 보통 의학적 처치가 잘 먹히지 않는다. 머리 가죽 주변의 두개골 동맥의 확장은 원인을 알 수 없이 일어나기 때문에 분명한 의학적 처방이 없다. 그러나 바이오피드백 연구자들은 편두통 환자가 손가락에 온도조절 장치를 부착하여 점차로 손의 온도를 높이거나 낮추는 것을 배우게 된다는 점을 발견했다. 손으로 피가 몰리면서 온도가 올라가면 혈관이 확장된다. 이렇게 피가 두뇌에서 손가락으로 옮겨가는 절정에 이르러 편두통이 경감되면서 두개골 가운데

동맥의 고혈압 증세는 경감된다. 몇 년에 걸쳐 심각한 편두통을 앓는 사람이라도 이렇게 약간의 훈련과정을 거치면 편두통을 완전히 제어하는 방법을 배울 수 있다.

이것은 치료라기보다는 교육이다. 아무것도 제거되지 않기 때문이다. 대신에 지식과 통제력이 늘어난 것뿐이다. 우리가 모르고 있던 신체적 과정이 바이오피드백을 통해 통제가 가능해진다.

신체적 과정을 알아차림으로써 통제력을 얻는 것이 몸학 교육자들의 중심 테마이다. 몸학 교육자들은 의학과 생리학에서 통제가 불가능하다고 보았던 불수의적 과정이 통제 가능함을 시시때때로 경험한다. 전에는 무의식의 영역에 있던 것에 대한 의식적 알아차림이 몸학 교육자들이 추구하는 변화의 시작이다. 그들은 의식을 어떤 추상적 '마음'으로 보기보다는 신체를 통제하기 위한 잠재적인 신경생리학적 기능으로 간주한다.

지성, 건강, 운동 _ 진 아이레스, 마리안 체이스

미국에는 여러 감각통합 치료센터가 있다. 그중 진 아이레스(Jean Ayres)가 몸담고 있는 센터는 캘리포니아 토렌스에 위치해 있다. 이 센터에 있는 천장이 높고 큰 방에서는 자그마한 어린아이들이 움직이고 있다. 그 속에는 어린아이들이 가지고 놀고, 타고, 휘두르고, 튕기고, 흔들고, 구르고, 또 매달릴 수 있는 여러 가지 놀이기구들이 가득하다. 해먹 네트들을 고정시키기 위해 밧줄과 끈이 천장 여기저기에 늘어져 있고, 몸의 균형을 잡으며 놀 수 있는 밸런싱 보드들도 놓여 있다. 로켓처럼 몸을 공중으로 띄워줄 트램펄린도 설치되어 있으며, 푹신한 패드가 장착되어 있는 큰 원통도 있어 아이들이 들락날락하며 맘껏 굴러다닐 수 있다. 밧줄로 된 사다리도 있어 원숭이처럼 기어오르기도 한다. 벽에는 경사진 플랫폼이 있어 아이들이 스쿠터 보드(외발 스케이트보드)를 타고 내려올 수 있다.

아이가 보호 장비인 헬멧을 눌러쓰고, 경주 카레이서마냥 경사로를 오른다. 꼭대기에서 대기하고 있던 교사가 스쿠터 보드를 잡고 있는 동안 아이는 그 위에 엎드린다. 안전을 위해 마분지 상자로 만들어져 있는 브리지(상자를 피라미드 모양으로 쌓아 올린 형태)를 향할 수 있도록 보드의 위치를 조정한다. 어린 드라이버는 상자를 건드리지 않고 브릿지 아래를 지나가야 한다. 준비 자세를 취하고, 약간의 반동과 함께 경사를 미끄러지듯이 내려가며 브리지 밑을 향하다가 팔꿈치가 상자를 건드리면 쌓여 있던 상자들이 우르르 쏟아져 내린다. 하지만 의지가 강한 아이는 과감히 상자 더미를 헤치고 나와 힘찬 걸음으로 다시 보드를 안은 채 경사를 오른다. 또 다른 도전을 위해서.

아이는 즐겁게 놀고 있다. 그 아이를 비롯해 공간 안의 모든 아이들이 뛰고, 균형을 맞추고, 기어오르고, 굴러다니며 재미있게 놀고 있다. 그와 동시에 그들은 점점 더 지성적이 되어가고 있다.

이 아이가 처음 이 즐거운 방에 오게 되었을 때만 해도 스쿠터보드에 엎드려 눕지도, 자신 있게 미끄러져 내려오지도 못했다. 아이는 이상한 행동을 했다. 배를 보드에 대고 엎드리자 머리가 보드의 한쪽으로 축 처져 거의 바닥에 닿을 정도였다. 무슨 이유에서인지 고개를 들지 못했다. 커다란 공을 엎드린 채 기어오를 때는 볼에 매달려 있기 십상이었고, 고개를 숙인 채 공 표면에 손과 무릎을 바짝 붙여 움직거리지 못했다. 불안함을 느낀 것이다.

아이는 해먹과 공, 밸런싱 보드의 도움으로 엎드린 상태에서도 조금씩 머리를 들어 올려 앞을 볼 수 있을 정도가 되었다. 그리고 엎드린 상태에서 등 근육을 당겨 다리와 몸 전체를 휘어지게 끌어 올릴 수 있게 되었다. 몸을 움직이고 균형을 맞추며 엎드린 상태로 몸통을 휠 수 있게 되자 팔과 다리도 마찬가지로 그 움직임을 따라 할 수 있게 되었다. 처음엔 마치 갓 태어난 망아지가 위태롭게 네발로 휘청거리듯이 균형을 맞추며 고개를 들어 올리는 것이 두렵기만 했다. 하지만 조금씩 그런 동작들이 쉬워지게 되고, 그 움직임에 재미를 느끼게 됐다. 그 후 아이가 무게의 축을 움직이며 브리지 아래로 미끄러져 내려갈 때는 무서움이 스릴로 바뀌었다.

아이가 배움의 즐거움을 느끼며 새로운 것들을 경험하면 할수록 부모와 선생은 아이의 특징 같았던 안절부절못하고 침착하지 못한 행동이 잦아드는 것을 발견하였다. 예전에는 쉽게 산만해지고 긴장하던 아이였다. 가만히 앉아 있지 못하고, 침착성이 없어 무엇 하나에 집중하지 못했다. 학교에서도 물론 아무것도 배울 수 없었다. 수업을 위한 준비 자체를 하지 못해 학교에 다닐 수조차 없을 정도로 가장 간단한 작업도 소화해내지 못했다. 또래 친구들이 무난하게 해낼 수 있는 일을 그 아이는 할 수 없었다. 아이는 '정상'이 아니었다. 그의 부모는 '뇌 손상' '지능발달장애' 또는 '학습장애' 같다는 말을 듣기 시작했다.

부모가 처음 토렌스에 위치한 이 센터에 아이를 데려왔을 때, 이렇게 놀라운 아이디어를 고안한 한 여성을 만났다. 그녀는 서부개척시대의 미국 여성같이 여윈 얼굴이었다. 사실 그녀는 하나의 불모지를 개척한 여성이었다. 진 아이레스라는 이름의 이 여성은 학교에 들어갈 나이가 되어서 비정상적인 발달 상태임이 확인된 많은 아이들에 대해 관심을 갖고 이 문제에 관련된 연구에 뛰어들었다. 그녀가 곧바로 뛰어든 곳은 신경생리학과 발달심리학 사이의 불모지였다. 그녀는 이 정글에서 인간의 초기 성장과정에 대한 뛰어난 이해력으로 무장하게 되었고, 마침내 '몸학 교육(Somatic Education)'이라는 개념을 구축하게 된 초기 개척자의 한 명으로 자리매김하게 되었다.

진 아이레스의 선구적인 책 《감각통합과 학습장애(Sensory Integration and Learning Disorders)》는 아이에게 발달장애가 있음을 알게 된 수천 명의 부모에게 보내진 값진 선물이었다. 그녀의 연구 덕분에 아이들은 여러 진화과정이 축적된 생물학적 존재임이 밝혀지기 시작하였다. 아이들의 '정상적 상태'는 인간이나 유인원 정도에 그치는 것이 아니라, 사지 기능을 가진 고등 척추동물, 나아가 물고기의 균형감각, 더 나아가 최초의 소마로 연장되는 태곳적 기능들을 모두 합성한 것이었다. 템플 패이(Temple Fay), 글렌 도만(Glenn Doman), 칼 델라카토(Carl Delacato)에 의해 만들어진 필라델피아의 인간잠재력 연구소에서 뇌 손상 아동들과 함께 동일한 연구가 가능했던 것도 이러한 진화 기능에 대해 인지하고 있었기 때문이다.

스쿠터 보드가 램프를 내려갈 때 아이가 보드 위에 바짝 달라붙는 것은 원초적인 기능인 '직립(standing)'을 자극하는 방법이다. 정상적인 경우, 아이가 태어나서 첫 한 달 동안에는 만유인력을 다루는 방법을 배우기 시작한다. 이 방법의 터득은 생존과 직결된다. 아기는 진화상의 선조격인 사지동물과 같이 엎드리는 자세를 통하여 자동적으로 '머리를 치켜드는' 아주 중요한 기능을 습득한다. 아기가 중력에 반하여 머리를 치켜들 때 목과 등, 엉덩이 부위의 근육이 긴장된다. 그렇게 어리고 약한 아기가 커다란 머리를 들어 올리고 싶어 하고 그만한 힘도 가지고 있는 광경을 보고 아이 부모들은 처음에는 믿을 수 없다는 듯이 놀라곤 한다.

아기의 행동은 중력에 반하는 근육을 사용하기 위한 노력일 뿐 아니라 머리를 몸통과 평행되도록 세우기 위한 시도이다. 그것을 통해 아기는 무언가를 경험한다. 말하자면, 머리가 수평으로 앞을 향하는 눈과 함께 위쪽으로 균형을 잡는 것과 같은 경험이다. 이렇게 단순하고 원초적이며 유전적으로 프로그램되어 있는 반사기능 안에서, 성장하고자 하는 유아의 ①첫 번째 움직임은 위를 향하고, ②얼굴은 앞을 향하고, ③시야는 수평면에 관계하기 시작한다. 목과 등, 엉덩이의 근육 전체 시스템이 머리와 팔과 다리를 지면에서 들어 올리는 사랑스러운 반중력 곡선을 형성할 수 있는 5~6개월까지 이러한 움직임은 끈질기게 지속된다. 아이는 직립 동작의 초기 단계를 학습하고 있는 것이다. 아이는 곧 사지로 움직이는 것을 배우고 기어 다니기 시작한다. 그 후에 아이는 두 다리로만 서려는 내적 충동을 자연스럽게 갖게 된다.

이 모든 학습은 단지 신체적인 것만이 아니다. 오히려 이것은 소마의 학습이다. 아이는 동시에 정신적 능력들을 학습하기 때문이다. 그것은 정확히 일치한다. 아이의 반중력 근육체계에 문제가 생기면 지적인 능력이 정상으로 발달하지 않는다. 소위 정신적 능력들은 신체적 능력들과 동일하다. 그러나 우리는 아주 오랫동안 정신은 육체와는 다르고 별개로 존재한다는 믿음으로 그것을 자아로 생각하는 착각 속에 살아왔기 때문에, 정신과 신체가 둘이 아니고 하나라는 분명한 사실을 깨달을 수 없었던 것이다.

진 아이레스는《감각통합과 학습장애》에서 자신의 이론을 다음과 같이 간략히 설명한다.

이 이론은 감각통합 장애가 학습장애에 일정 부분 원인이 되기 때문에 감각통합을 향상시키면 이 문제를 안고 있는 아이들의 지적 학습을 용이하게 한다는 사실에 바탕을 두고 있다. 감각통합, 다시 말하면 감각정보를 체계적으로 사용하는 능력은 감각정보의 입력을 통해 개선되고 뇌 메커니즘을 활성화시키는 데 기여한다.

감각통합(SI)을 위해 센터에 설치되어 있는 해먹이나 원통, 트램폴린 같은 놀이기구들은 바로 경험을 필요로 하는 아이들에게 특정 감각들을 제공하면서 감각정보 입력의 제어수단이 된다.

신생아에게는 움직임을 지배하는 두 가지 반사기능, 즉 '강직성 미로반사(Tonic Labyrinthine Reflex)'와 '강직성 목반사(Tonic Neck Reflex)'가 있다. 전자(TLR)는 중력의 자극을 직접 받는 친중력 반사(progravity reflex) 기능으로, 아이가 엎드려 있든지 바로 누워 있든지 간에 머리를 아래로 파묻는 원인으로 작용한다. TLR은 신생아가 엄마의 몸으로 파고드는 움직임의 원인 기능으로 생존 가치와 관련이 있다. 후자인 TNR은 물고기가 헤엄치는 것 같은 움직임으로 목 마디에 있는 감각수용기들에 의해 자극을 받아들인다. 가령 머리가 오른쪽으로 가면 손과 어깨가 얼굴 가까이 들어 올려지면서 오른팔의 굴근이 수축한다. 동시에 왼팔은 아래로 내려오며 왼쪽 면의 신근이 수축한다. 머리가 좌우로 움직여질 때 아기는 호주식 자유형같이 효과적으로 '헤엄'치는 모습이 된다.

아기가 태어난 지 한 달이면 이 초기 반사기능들이 점차로 사라진다. 그것들은 친중력 반사기능이기 때문에 한 단계 위에 있는 대뇌피질의 학습센터에 의해 그 활동이 억제되는 것이다. (목과 등에 있는 신근들과 같은) 반중력(antigravity) 근육의 발달은 두뇌의 하위, 초기 센터에서 시작하는 이 친중력 반사를 억제하기 위한 일종의 학습과정이다. 대부분의 아이들에게 이 자연스러운 움직임, 즉 무언가를 집거나 그것과 놀고 붙잡고 내려놓고 하는 등의 운동감각은 이 반중력 반사 근육을 활성화시키는 자극이 되기에 충분하다.

그러나 특별한 경우 이렇게 정상적인 감각자극만으로는 불충분한 아이들이 있다. TLR이나 TNR이 억제되지 않은 경우 아이는 중력에 의지한 채 불안한 상태로 앞으로 구부린다. 이러한 상황에서 아이는 수평·수직 공간의 상하·좌우 움직임을 습득할 수 없다. 이것은 글쓰기의 움직임을 습득하는 것과도 같다. 글을 쓸 때 수평 라인 오른쪽 경계 끝까지 갔다가 아래로 내려와 왼쪽 마진으로 되

돌아가는 움직임을 터득하는 일에 문제가 생기는 것이다. 독서에서도 비슷한 움직임이 수반되기 때문에 아이는 읽기를 배우는 데 필요한 눈의 움직임의 수행통제력이 그만큼 떨어진다. 그런 아이들은 당연히 학습장애 상태, 말하자면 우리가 기대하는 정도로 운동감각 능력이 발달하지 않는 상태에 이르게 된다.

근본적 문제는 반중력 근육들이 활성화되지 않은 상태이기 때문에 이에 대한 특별한 자극이 필요한 것이다. 그런 아이들은 필요한 발달반사기능들을 자극시킬 필요가 있는데, 그것이 바로 감각통합 센터에서 하고 있는 일이다. 아이들이 스쿠터 보드 위에서 기울인 상태로 경사면을 내려올 때 갑작스럽게 일어나는 하강 스릴감과 속도감은 운동을 자극하는 감각정보가 된다. 이때 아이가 머리를 들고 등을 아치로 만드는 운동반응은 바로 이 감각정보로 인한 것이다.

이것이 바로 진정한 교육, 곧 몸의 학습이다. 이것은 읽기, 쓰기, 언어 기능 등 우리가 아이들에게 가르치는 모든 문명화 교육보다 원초적이고 기본적인 교육이다. 진 아이레스의 작업에서 보면 '지성(intelligence)'을 '정신적'으로 달성하는 일이란 그 핵심에서 보면 시간성에 잘 조우된 3차원의 공간에서 일어나는 근본적, 비언어적 움직임 학습에 살을 붙인 것에 지나지 않는다는 사실을 보여준다. 이 시공간 학습의 비언어적 바탕이 없다면 지성은 존재할 수 없을 것이다. 교육과 문화의 성공이 바로 그것을 가능하게 하는 비언어적 시공간 능력의 기초에 전적으로 달려 있다는 사실이 정말 흥미롭다. 이 원초적 소마의 기능은 인간이 학습하는 방법을 배우기 위해 발전되고 통합되어야 한다.

아이들이 시공간적으로 적응하는 일은 뇌의 하위 센터에 있는 반사기능들을 억제하면서 대뇌피질 상위 센터에 의해 일어나기 때문에, 뇌 손상이 있는 성인들의 경우 반중력 반사가 결핍되어 있던 움직임이 유아기적 상태로 회귀하는 것은 놀라운 현상이 아니다. 실제 갑작스러운 사고로 뇌 손상을 입은 경우나 만성 정신분열증 환자에게서 이 같은 현상이 일어난다.

애리조나 주립대학 병원의 재활치료사들(King, 1974)은 비편집성 정신분열증으로 진단받은 환자가 갖는 소마의 경향을 다음과 같이 관찰하고 있다.

① 옆에서 볼 때 머리에서 발끝까지의 S 커브가 확연하다.
② 발을 질질 끌며 걷는다.
③ 팔을 머리 위로 올리지 못한다.
④ 머리를 돌리지 못하고 머리가 뒤로 젖혀지는 것(목의 신장)에 대해 두려워한다.
⑤ 신생아같이 팔을 안으로 접는 상태(adduction)로 몸에 붙이는 경향이 있다.
⑥ 손의 기능이 취약하고 서툴며, 성인일지라도 몸적으로는 학

습장애를 가진 어린아이와 같다.

그래서 치료사들은 정신분열증 환자에게 진 아이레스의 아이디어를 적용시켜보기로 하였다. 환자들을 풍선이나 볼을 주고받기, 음악에 맞추어 걷기, 줄넘기, 배구 네트 아래 지나가기 등과 같은 비경쟁 게임에 불러냈다.

이삼 주 후에 눈에 띄는 변화가 일어났다. 전에는 움직이기 싫어하고 말도 없던 환자들이 정반대로 바뀌고 있었다. 몇 년 동안 입한 번 열지 않았던 환자들이 대화를 시작한 것이다. 개인적인 외모에 대한 관심도 늘어났다. 그들은 미소를 짓기도 하고 움직임 자체가 많아졌다. 새로운 감각 자극은 유사한 자세와 움직임의 한계를 갖고 있는 어린아이에게 효과적이었던 것처럼 정신적 장애를 갖고 있는 어른들에게도 효과를 발휘했다.

1970년대에 애리조나 주립대학 병원이 발견한 내용은 1942년에 워싱턴 D. C.의 성 엘리자베스 병원 스태프 마리안 체이스(Marian Chace)가 무용치료의 효과를 발견한 것과 견줄 만했다. 현대무용가이자 무용교사였던 마리안 체이스는 말없이 외로움과 침묵으로 일관하는 정신병 환자들을 보고 본능적으로 언어가 치유에 아무 소용이 없음을 직감했다. 움직임이 그 답이었던 것이다.

기초 무용은 고독감이 표현될 수 없고 이런 감정에 빠져 있는 상태가 매우 심각하여 다른 문제를 이야기할 수 없을 때, 환자를 이러한 단절 상태에서 해방시킬 수 있는 가장 효과적인 방법 중의 하나다. 심지어 리듬 안에서 함께 움직일 마음이 없는 환자라도 함께 춤추는 모습을 보고 있노라면 환자에 의해서 만들어진 타자와의 거리감을 좁히는 데 기여할 수 있다. 기초 무용은 내면의 감정을 밖으로 드러내는 것인데 중요한 것은 여기에 반드시 리듬과 상징적 행위가 필요하다는 점이다(Chaiklin, 1975).

성 엘리자베스 병원에서 20년간 진행한 체이스의 작업은 그 병원의 전체 재활 프로그램에서 뺄 수 없는 부분이 되었다. 그녀의 성공이 세상에 알려지면서 무용치료 운동이 성장하기 시작했다. 대부분의 경우 그 개발자들은 무용수들이었는데 그 가르침이 나중에 요법으로 발전되었다. 이 분야 초기 개척자들은 현대무용가들이었다. 동쪽 해안에는 프란치스카 보애스(Franziska Boas)와 릴리안 에스페낙(Lilyan Espenak)이 있었고, 서쪽 해안에는 트루디 스쿠프(Trudi Schoop)와 메리 화이트하우스(Mary Whitehouse)가 있었다.

그들은 현대무용가로서 고전발레의 무대공연 중심 특성을 기초적 표현 동작이 중심이 되는 새로운 세계로 인도하였다. 현대무용을 하나의 뚜렷한 장르로 특징짓고, 그것이 인간의 모든 움직임을 정신적, 감성적 본질의 표상으로 만드는 경향을 갖도록 한 것도 바로 이 '움직임에 대한 혁명적 태도'에 기인한다. 정신적으로 문제가 있는 사람들에게 움직임은 자신의 내면을 표현하고 새로운 사람들과 세상에 대한 접촉의 기회를 주는 중요한 수레바퀴이다.

정신적으로 곤란을 겪고 있는 어른들과 아이들에게 명확한 의식과 효율적인 삶을 가져오게 하는 길은 바로 움직임과 움직임을 느끼는 감각이다. 너무나 오랫동안 치료사들은 언어와 언어가 가져올 수 있는 허상에 중독되어 있었다. 학습장애 아동과 정신분열증 환자에게 일어나는 근원적인 문제 상황에서는 언어가 힘을 발휘하지 못한다. 문제가 다른 곳, 보다 근본적인 수준, 즉 시간적 과정과 통합된 수직 수평적 움직임에서 일어나는 비언어적 감각들 안에 놓여 있기 때문이다. 우리에게 언어가 가능한 것도 바로 이 원초적인 소마의 세계가 바탕을 이루기 때문이다.

진 아이레스와 마리안 체이스(패이, 도만, 델라카토는 물론)는 바로 이 비언어적 영역의 엄청난 중요성을 알고 거기에 접근하는 방법을 발견했다. 두 여성은 언어의 허구성을 넘어 침묵 속에 있는 인간의 핵심을 붙잡았다. 인간은 모든 것 이전에 느끼고 움직인다는 사실이다.

• 신경기능 통합의 선구자 _ 모셰 휄든크라이스

모셰 휄든크라이스(Moshé Feldenkrais)는 경이로운 인간이다. 그는 인간의 감각신경기능에 있어서 세계 최고의 권위자 중 하나일 뿐만 아니라 파리에서 핵분열 연구를 하는 동안 노벨 수상자인 퀴리 부인과 여러 해를 같이 보낸 물리학자이기도 하다. 그는 또한 파리의 어린 학생들이 쁘띠 빨레 전시장을 방문할 때 여전히 놀라워하는 반데 그라프 핵 가속기를 지었을 뿐 아니라, 유럽에서 첫 번째 유도 유단자가 되어 프랑스에서 유명한 유도클럽을 만든 인물이다.

그가 나치의 침략으로 프랑스에서 추적당할 때 영국 국방성은 그의 능력를 이용하여 전술 잠수함을 막기 위한 레이더 개발을 시도하기도 했다. 또한 그는 러시아 신비 철학자 구르지에프(Gurdjieff)에 반했었고 마티아스 알렉산더의 자세에 관한 연구에도 빠져 있었다. 전쟁이 끝나고 그는 이스라엘 국방성 전자분과로 돌아가 일했지만 전자분과 작업은 자주 빼먹고 인간의 신경관계 문제에 흠뻑 빠져 있을 때가 많아 주변 사람들을 놀라게 했다.

1973년 나는 버클리 대학으로 가서 휄든크라이스의 움직임을 통한 자각(ATM)수련을 한 달간 배운 적이 있다. 이 수련은 새로운 감각신경 패턴을 우리의 중추신경계에 놀랍고 부드럽게 통합시키는 방식이다. 움직임의 범주를 넓히고 그 질을 향상시키는 이 수련은 정말 대단한 것이었다. 그것은 그 자체만으로도 하나의 계시였다.

휄든크라이스는 내가 생각한 몸학 분야를 대표하는 전문가라고 확신할 수 있었기 때문이다.

1969년 나는 《몸의 혁명: 몸학적 사고의 입문(Bodies in Revolt: A Primer in Somatic Thinking)》이라는 몸학 분야의 최초 입문서를 출간했다. 1971년 나는 일 년 동안 플로리다 의대에서 신경생리학을 공부했다. 그 후 의료계 사람들을 포함해 모든 사람들이 인간을 마음과 몸으로 나누어 보는 데 만족할 뿐 아무도 살아 있는 인간을 하나의 존재로 보는 과학적 개념에 관심을 갖고 있지 않다는 것을 발견했다. 나는 휄든크라이스에 대한 이야기를 듣고 《신체와 성숙한 행동(Body and Mature Behavior)》이라는 그의 책을 읽고 미국에 자주 방문하지 않는 그를 찾아 버클리로 가게 되었다.

수련을 시작한 지 셋째 주가 될 때 우리 수업에 방문자가 하나 찾아왔다. 휄든크라이스에 대한 이야기를 듣고 워싱턴에서 버클리로 날아온 것이다. 조지라는 이름의 뇌성마비 환자였는데 다른 사람의 접근이 어려울 만큼 전형적인 뇌성마비 상태였다. 세 살 때부터 그 질환을 앓아왔다고 하였다. 쉰세 살이 된 그의 몸은 중심으로 꼬여 있었다. 그가 움직일 때 팔과 다리는 안쪽으로 접혀지고 온몸은 경련성 마비로 인해 뒤틀린 채 협응 능력을 상실한 상태였다. 얼굴은 일그러졌고 음성은 마치 물개가 소리 내는 것처럼 이상했다. 심지어 호흡도 잘 맞지 않아 경련으로 헐떡거리면서 가슴에 공기가 들어가는 상태였다.

우리는 그가 왜 여기에 왔는지, 여기서 무엇을 기대하는지 알 도리가 없었다. 그가 운동을 할 수 없다는 점은 자명했다. 스스로 신체적 동작을 제어해나갈 수 없었기 때문이었다.

수업에 온 휄든크라이스는 공간을 정리하고 그가 누울 수 있을 만한 긴 테이블을 설치하였다. 그 위에 담요를 깔고 둥근 머리받침을 만든 후 조지를 거기 눕혔다. 테이블에 누워서도 조지는 안정을 찾지 못했다. 그가 숨을 가쁘게 몰아쉴 때 의지와는 관계없이 가슴과 위 부위가 리듬감을 잃은 채 실룩거렸다.

휄든크라이스는 가까이 기대듯이 그에게 다가가 가능한 한 수동적인 상태가 되어 아무것도 하려고 하지 말고 가만히 있으라고 주문했다. 그는 손을 조지의 가슴으로 가져가 늑골 부위를 살며시 누르기 시작했다. 그는 위치를 바꾸어가며 갈비뼈를 통해 다른 방향에 부드럽게 압력을 가하기도 하였고, 때로는 갈비뼈 바로 아래 복부 근육을 누르기도 하였다. 이런 식으로 약 20분간 진지한 작업을 하면서 휄든크라이스는 아무 소리도 내지 않았다. 이 작업이 끝날 무렵에 그는 가슴의 아래 경계 부분을 손으로 누르고 오랫동안 있다가 풀곤 하는 작업을 몇 차례 진행하면서 조지에게 다시 모든 것을 자신에게 맡기고 가만히 있어줄 것을 주문했다.

순간 불가사의한 일이 벌어졌다. 조지가 안정을 찾은 것처럼 보였다. 가슴에는 더 이상 경련성 발작이 나타나지 않았다. 휄든크라이스는 이따금 각도를 바꾸어가며 손으로 누르고, 정지하고, 풀기를 반복할 뿐이었다. 마지막 순간 그가 가슴에서 손을 뗀 후 뒤로 물러났을 때 거기 누워 있는 조지의 호흡이 고요하고 리듬감 있는 패턴으로 바뀌어 있었다.

조지는 자기에게 일어난 일을 믿을 수 없었다. 나 역시 마찬가지였다. 내 뺨에 눈물이 흘러내렸다. 50년간 자리잡아온 악몽 같은 호흡이 20분 만에 사라진 것이다. 50년간 깊이 뿌리내린 습관이 어떻게 그 짧은 순간에 소멸될 수 있다는 말인가? 어떻게? 한 사람이 다른 사람을 특별한 방식으로 움직이게 함으로써 일어난 사건일 뿐이었다.

이것이 내가 처음 목격한 기능통합(FI)이었다. 나는 이 믿기 어려운 일이 '기적'이 아님을 알았다. 또한 '치유'나 '치료'도 아니었다. 휄든크라이스는 이것을 겸손한 표현으로 '레슨'이라고 불렀다. 조지가 정상적으로 호흡하도록 '가르친' 일이었기 때문이다.

그러나 그는 그것으로 끝나지 않았다. 조지가 흥분된 얼굴로 눈물을 반짝이면서 오르락내리락 부드럽게 가슴을 움직이고 있을 때, 휄든크라이스는 그의 오른손을 잡고 있었다. 손가락들은 말이 아니었다. 경련으로 뭉친 결절일 뿐이었다. 손가락 네 개가 서로 눌려 한 덩어리가 된 것처럼 되어 있는 상태였다. 휄든크라이스는 새끼손가락을 집적거리듯 만지며, 움직이도록 도움을 주면서 자극하기 시작했다. 그렇게 하면 아무래도 경련(spasm)으로 인한 뭉침 현상이 더 심해질 것처럼 보였지만 그렇지 않았다. 몇 분 지나자 새끼손가락이 가볍게 떨리기 시작하면서 떨림의 강도가 더욱 커졌다. 그것이 독자적으로 움직이기 시작한 것이다.

그러고 난 후에 조지의 손을 놓고 얼굴로 이동했다. 그는 조지에게 입을 열고 혀를 밖으로 낸 다음 좌우로 움직여보라고 하였다. 조지가 그렇게 하는 동안 휄든크라이스는 턱 밑을 지그시 누르고 턱뼈를 약간 움직였다. 처음에 조지는 혀와 턱의 움직임을 제어할 수 없었다. 그러나 곧 이 작은 움직임들에 의해서 혀와 턱을 정확히 움직이기 시작했다. 그러자 휄든크라이스는 조지에게 말을 해보라고 하였다. 말이 나왔을 때 그것들은 더 이상 물개 울음이 아니었다. 변화가 일어난 것이다. 말이 훨씬 명확해진 것이다. 그리곤 휄든크라이스는 모든 일을 멈추었다. 30분이 지나면서 조지는 정상으로 숨을 쉬고 오른쪽 새끼손가락을 구별해 움직이고 50년 만에 처음으로 말을 제어하는 능력을 얻었다. 이 모든 일은 단지 휄든크라이스의 두 손에 의해 이루어졌다. 70세 된 노인에 의해서 이론적 차원으로만 생각했던 몸학 영역이 갑자기 모습을 드러낸 것이다.

그는 이미 이 영역을 탐구했었고 그 실제적 부분을 정확히 그려내고 있었다. 그는 신앙으로 치유하는 사람이 아니었다. 그는 진정한 과학자, 특히 객관적 증거가 없으면 과학으로 보지 않는 실증과학 쪽으로 기울어진 학자 부류에 속해 있어서 신념치유같이 근거를 찾기 어려운 주장에 대해 절대 공감할 사람이 아니었다. 그는 물리학의 세계를 인간의 몸적 기능으로 연장시킨 단순한 과학자였다. 중력과 역학에 대해 잘 알고 있었고 자아교정 능력을 가진 생체 시스템의 인공두뇌학적 협응관계를 알고 있었다. 그 순간 나는 FI를 배우기로 결심했다.

그 일은 이렇게 이루어졌다. 샌프란시스코에서 대학원을 책임지게 되는 행운이 따라오면서 나는 휄든크라이스를 그 대학원에 석좌교수로 초빙했고, 그는 내 제안을 받아들여 3년간 FI 테크닉에 관한 이론과 기능을 가르치게 되었다. 이 과정을 하기 위해 세계 여러 나라에서 60명가량의 사람이 모였다. 이 사람들은 휄든크라이스와 공부하기 위해 샌프란시스코에 매해 여름 학기마다 모였다. 세 차례의 여름 학기를 제외한 나머지 기간에는 각자의 자리로 돌아가 배운 것을 수련하였다.

시작부터 이 수업은 특별한 수업임이 분명했다. 첫날 휄든크라이스는 FI의 기본원리를 이야기했다. "내가 하는 일의 첫 번째 원리는 원리가 없다는 것이다." 이 과정의 첫 3분의 1은 사람들이 '신체'에 관해서 생각하는 일반적인 태도를 수정하는 프로그램이었다. 우리가 다른 사람의 신체를 바라볼 때 그 사람의 '마음'이 움직이는 과정을 관찰해야 했다. 어떤 이가 무언가를 생각하거나 경험할 때 그는 그것을 '신체적' 움직임을 통하여 해야 한다. 인간은 움직임이 없이 생각할 수 없기 때문이다.

휄든크라이스는 우리에게 가능한 한 빨리 하나에서 열까지 세어보라고 주문하고 다시 두 배의 속도로 세어볼 것을 주문했다. 갑자기 우리는 셀 수 있는 속도에 한계가 있음을 발견했다. 만약 순수하게 신체적 과정이 없이 정신적으로만 수를 셀 수 있다면 속도의 한계가 없어야 맞을 것이다. 그러나 어떤 한계를 넘어서 수를 세자마자 우리는 비언어적 움직임을 사용하고 이 움직임을 만드는 만큼의 속도로만 하나의 수에서 다음 수로 넘어갈 수 있다는 사실을 깨달았다. 여기서 중요한 점은 인간의 의식과 무의식의 경험이 모두 생리적이라는 사실이다. 그것은 유기적 움직임이다.

이렇게 개념 수정 프로그램이 진행될 때는 나머지 어떤 것에 의해 수정되는 개념의 자리가 채워지기 마련이다. 그것은 균형감 있게 움직이며 통합적인 존재로서 점진적으로 성숙되는 우리 자신에 대한 인식이다. 특히 다른 인간을 이해하는 것은 개념적 과제라기보다는 지각적(perceptual) 과제라는 사실이다. 우리는 다른 사람에게 일어나는 일을 놓치지 않고 보는 법을 배워야 한다. 우리가 생명의 순수한 비언어적 표현을 감지하는 능력을 훈련하지 않으면 다른 사람의 행동을 해석하는 필수적인 도구가 빠진 것과 마찬가지이다. 간단히 말하면 이렇다. 다른 사람에 대해 최대한 감수성을 갖기 위해서는 먼저 스스로에 대한 감수성이 그만큼 있어야 한다.

이것은 모든 사람의 내밀한 생각 안에 이미 들어 있는 내용이다. 어떻게 스스로를 이해하고 돕는 능력을 갖고 있지 못한 사람이 다른 사람을 이해하고 돕는 일을 할 수 있는가? 이것은 의문의 여지가 없을 만큼 자명하다. 그러나 의학과 심리치료의 수련체계를 보면 이에 대한 관심을 찾아볼 수 없다. 대신에 그 수련체계에서 배우는 것은 정보와 테크닉 치료사가 환자를 '돕기' 위해 사용하는 개념적이고 실용적 도구들에 관한 것들뿐이다.

우리는 아픈 사람에게서 건강을 얻을 수 없다. 균형이 깨진 사람에게서 균형을 얻을 수도 없다. 스스로를 이해하지 못하는 사람은 다른 이를 이해할 수 없으며 스스로를 돕지 못하는 사람은 다른 이를 도울 수 없다. 이것은 어렵지만 분명한 교훈이다. 그럼에도 건강 관련 전문가 훈련과정에 이러한 프로그램은 전무하다.

그래서 휄든크라이스의 교육학은 개념적 태도를 지각적 능력들로 대치하는 것이었다. 이것이 그가 자신의 수련 프로그램의 첫 번째 원리는 원리가 없는 것이라고 말한 이유이다. FI를 제대로 배우려면 우선 자신을 관찰하는 방법을 배워야 한다. 자기 자신을 이해하는 작업 후에 남을 이해하도록 하는 것이다. 이것이 일이 이루어지는 순서이다. 놀라운 사실은 우리가 자신의 내면의 운동감각과 고유수용감각에 대하여 알아차리게 되면, 다른 사람의 내면을 같은 정도로 읽을 수 있게 된다는 것이다.

두 번째 단계는 다른 사람을 접촉하고 그들의 몸을 움직이는 방법을 배우는 것이다. 우리가 움직임의 질에 아주 민감하다면 다른 사람의 팔과 다리를 간단히 접촉하고 움직여봄으로써 그 상태를 이해하고 진단할 수 있다. 예를 들면 다른 사람을 바로 눕히고 움직이지 말고 시키는 대로 가만히 있으라고 지시한다면, 우리가 생각하기에는 그 사람의 몸이 이완되고 나긋나긋해져 움직이기 용이할 것이라고 생각하기 쉽다. 그러나 그렇지 않다. 수동적 상태에서 인간의 몸은 움직임에 다르게 반응한다. 그때에는 모든 사람이 의식적·수의적 움직임 수준 이면에 있는 불수의적 움직임을 위한 무의식 프로그램이 작동한다는 것을 알게 된다.

FI의 최대 장점 중 하나는 습관화된 행동의 무의식 패턴을 알아차릴 수 있게 한다는 것이다. 걱정을 달고 사는 사람의 몸은 항상 걱정스러운 패턴을 보인다. 만성적 화병이 있는 여인의 몸은 만성적으로 화가 나 있는 패턴을 보인다. 두려움에 쌓여 있는 아이의 근육 구조는 늘 두려움 속에 긴장되어 있는 패턴을 갖는다. 우울증에 빠진 미망인의 생리적 시스템은 모든 면에서 우울 상태에 있다.

여러분이 손을 누워 있는 사람의 이마에 올려놓고 좌우로 부드럽게 움직이면 그 움직임의 질을 보고 그 사람의 일반적 상태를 느낄 수 있다. 여러분이 한 사람씩 백 명의 이마에 손을 얹어놓고 좌우로 움직여보면 백 가지 다른 움직임을 찾아낼 수 있다. 각 사람의 머리 움직임이 다른 것은 각 사람이 목과 가슴, 전체 몸통을 사용하는 방식에 차이가 있음을 보여주는 것이다.

어떤 이의 머리는 비교적 앞뒤로 쉽게 움직이지만 잘 움직여지지 않는 갑갑한 부분이 있다. 긴장된 근육이 머리를 잡고 있는 경우이다. 또 어떤 이는 일부러 그런 것도 아닌데 목 부위가 심하게 굳어 있어서 움직여지지 않는다. 또 어떤 이는 오른쪽으로는 잘 움직이지만 사경(torticollis)이나 굽은 목(wryneck)이 된 사람들에게 보이는 것처럼 왼쪽으로는 전혀 돌아가지 않는다. 목을 좌우로 움직일 때 사람들은 무의식적으로 그 움직임을 '돕는다'. 여러분이 그들의 목을 움직이고 있는 것을 감각하는 순간, 그들은 통제력을 회복해서 자신의 머리를 왼쪽으로 움직이는 데 협조적으로 반응한다. 어린 시절부터 굴종을 강요받아온 여인들은 종종 시키는 대로 스스로를 순응하는 습관에 젖어 있다. 그들은 조종되는 데 익숙해져 있는 것이다. 그들이 성인이 되어서 그때까지 그들 자신의 무의식적 습관을 알아차리게 되면 몸에 익은 내면적 횡포에서 벗어나는 첫 발걸음을 내딛는 것이다.

우리 인간의 몸 안에 무의식적 움직임의 질은 우리 인격이나 성격구조만큼 개인적이다. 왜냐하면 이 습관화된 행위 양식이 바로 인격이나 성격으로 불려지는 몸적 구조이기 때문이다. 내가 어떤 사람 안에 천착된 움직임의 특별한 패턴을 느낄 때 나는 그 사람의 신체를 느끼고 있는 것이 아니다. 오히려 스스로를 행위하고 생각하고 경험하는 그 사람 자체를 느끼고 있는 것이다. FI는 사람들의 신체와 관계한다기보다는 살아 있는 개인 전체와 관계하는 작업이다. 내가 한 사람한테서 느낄 수 있는 근심, 두려움, 분노, 우울감은 그 사람 자신의 존재 안에서 끊임없이 경험되고 느껴지는 근심, 두려움, 분노, 우울감과 정확히 일치한다.

우리가 두려워하려면 두려움을 위한 근육과 힘줄이 필요하다.

우리가 남을 미워하고 남에게 화를 내려면 미워하고 화를 내는 주체로서의 살아 있는 생명체가 필요하다. 사랑하고 소망하고 기대하는 생리적 활동과 움직임 없이 우리는 사랑하고 희망하고 기대할 수 없다. 증오, 분노, 사랑, 희망은 어떤 정신적 공백에 존재하는 '심리적' 상태가 아니라 살아 있는 시스템 전체에 존재하는 '몸적' 상태이다. 잠깐, 이러한 감정들이 우리의 살 속을 투명하게 관찰할 수 있는 몸적 상태라면, 이들의 습관적인 행동 패턴의 변화는 감정 상태의 변화를 가져올 수 있을 것이다.

FI는 몸학적 교육방법이다. 그런 만큼, 향상되는 내용은 '생리적'이면서도 '심리적'이다. 그것은 체계적이고 유기체 전체에 영향을 준다. 영향을 받는 시스템은 4차원적인 과정이다. 인간은 그 과정에 의해서 길이, 깊이, 너비, 그리고 시간이라는 실제 세계 속에서 행위를 조직화한다. 두 손의 접촉을 통해 우리는 어떻게 개인이 원초적 기능들인 수직적, 수평적, 시간적 움직임 패턴의 사용을 배워왔는지 느낄 수 있다. 그리고 그것은 인생 전체의 과정에서 익혀졌기 때문에 배우지 않고도 알고 다시금 새로운 학습으로 대체할 수 있다.

몸학 교육은 인간 전체의 체계적 변화를 수반한다. 사람의 인격, 방향, 의도가 이를 통해 수정된다. 인간의 과정은 개인이 시간에 따라 다른 방식으로 나아가도록 교정된다. 휄든크라이스는 물리학자였기 때문에 힘의 중력선과 구조선을 내면적으로 이해하고 있다. 그 힘과 함께 인간은 이 세상을 통해 자신의 몸 길을 헤쳐나가야 한다. 같은 방식에서 그는 인간의 몸이 신경으로 조직화되어(만약 그 시스템에 새로운 정보가 주어진다면, 그리고 그 시스템에 습관적으로 행동해온 방식을 넘어 다른 선택의 기회를 갖는 감각각성이 허용된다면) 자기적응, 자기수정, 자기향상을 하는 인공 두뇌학적 체계라고 이해한다. 인간의 소마는 태곳적부터 본능적으로 효율성을 향하고 있기 때문에 자기향상을 하는 존재이다.

  모셰 휄든크라이스는 수업에서 학생들이 먼저 그들 스스로에게 더욱 감각적으로 깨어 있어야 함을 강조했다. 그래야 그들이 다른 사람 안에 움직임의 질을 최대한 알아차릴 수 있기 때문이다. 그러한 학습 단계를 거쳐 FI 전문가를 위한 마지막 단계에서는 새로운 움직임의 패턴을 가르치기 위하여 사람들에게 소개할 수 있는 다양한 움직임 체계를 배우도록 했다. 이 다양한 움직임 체계들은 앞의 나머지 단계와 마찬가지로 근본에서 몸학적이다. 그것들은 물리역학, 운동학, 신경생리학의 원리를 따른다. 여러 해 동안 휄든크라이스는 영국과 프랑스를 오가며 무대연출 감독으로 살고 있던 친구 피터 브룩(Peter Brook)과 함께 일했다. 런던과 파리에서 휄든크라이스는 배우들에게 표현 동작과 움직임의 범주를 확장하는 방법을 가르쳤다. 같은 도시에서 그는 극장을 떠나 병원으로 가서 경련성 마비환자들에게 움직임을 가르치면서 어떻게 그 질환이 극복될 수 있는지 시연과 함께 도움을 주기도 하였다.

FI가 이룩한 내용들을 보면, 전통의학의 관점에서는 불가능하다고 여기던 것들이 많다. 의료적인 처치가 불가능해 보이는 질환이 비의료적인 절차에 의해 치료될 수 있다는 사실 자체를 의사들이 받아들이기는 매우 어렵다. 일반 사람들도 어렵기는 마찬가지이다. 왜냐하면 사람들이 인간의 몸에 관해서 배운 것이 의학적인 모델에 의한 것이었기 때문이다. 두 경우 다 그러한 불신이 생기는 데에는 인간의 어떤 기능은 변화가 불가능하다고 주장하는 암묵적 비관주의가 깔려 있다. 그래서 의사들과 환자들은 모두 기능적 장애를 불가피하다고 보고 나이의 영향이나 알 수 없는 원인에 의한 질환으로 받아들인다. "당신은 그 질환과 함께 사는 법을 배워야 할 것입니다"라는 말이 일반적인 충고가 된다.

바이오피드백 테크놀로지의 위대한 개발자들인 조 카미야(Joe Kamiya)와 바바라 브라운(Barbara Brown)도 그와 같은 비관주의자였다. 두 사람 다 자동적이고 불수의적인 기능이 개인에 의해서 제어될 수 있다고 믿지 않았다. 바이오피드백 실험실에서 이것이 반복되어 나타나서 일반화되고 예측 가능한 방식으로 여러 차례 보고되었음에도 사람들은 그것을 믿지 않았다. 몸학 교육은 새롭고 놀라운 분야일 뿐만 아니라 강력한 결과를 가져오는 실효성 있는 분야이다. 그것은 인간과 인간 개개인의 능력에 대한 우리 자신의 이해를 송두리째 바꿔놓는다. 우리가 인간이란 생명체에서 변할 수 없는 것이라고 믿었던 것이 결국 변할 수 있는 것이라는 사실이 발견되어왔다. 이러한 발견을 통해 우리 자신과 인간의 본성에 대한 재검토를 하기에 이른 것이다.

    FI와 바이오피드백이 새로운 의학체계에 없어서는 안 될 요소들로 받아들여질 것은 분명하다. '움직임을 통한 각성(ATM)' 수련의 부드러우면서도 혁신적인 효과는 학교 어린이들과 성인들 모두에게 가능한 체육 및 정신교육 프로그램에 영구한 부분이 되어야 한다는 것이 나의 생각이다. 학교 시스템에서 사용되는 이 각성 수련 프로그램은 어린이들이 보다 균형감 있고 조화롭게 성장할 수 있도록 도울 수 있을 뿐 아니라, 기능적으로 장애가 있는 성인들을 치명적인 고유수용감각의 마비로부터 구할 수 있을 것이다. 체육 커리큘럼이 ATM을 정규적으로 경험하도록 수련할 수 있다면 한 세대가 지난 후 기능적으로 원인이 되는 공중보건의 주요 질환들은 빠르게 사라질 수 있을 것이다.

    모셰 휄든크라이스는 인류의 위대한 공헌자 중 한 사람이다. 그가 우리에게 전해준 유익한 것들이 단지 이제야 발견되고 그 진가가 알려지기에 이르렀다. 그 자신은 그가 한 일에 대해 겸손하다. 언젠가 그는 이런 말을 했다. "옛날에 내담자를 '치료'한다는 생각을 했을 때 나는 제대로 과업을 이루지 못했다. 그러나 나중에 나와 내담자 모두가 사실상 함께 이 상황을 이해하려고 공동으로 작업을 해야 함을 깨달았을 때 나의 작업은 변화했다. 단지 그렇게 함으로써만이 확실하게 일을 이룰 수 있었다."

3장

원형의 소마, '몸성'

● 원형의 소마(archesoma), '몸성'

기능통합(Functional Integration: FI)은 다른 형태의 몸학 교육과 달리 이론보다는 실습으로 이루어진다. FI가 효과적으로 이루어지는 조건은 알려져 있지만 효과적인 이유가 모두 알려진 것은 아니다. 지금까지 논의한 여러 사례들과 몸학 교육의 논의에도 불구하고 대부분의 독자들은 어떻게 이런 일이 이루어지는지 궁금할 것이다. 과연 인간을 그렇게 변화시키는 FI의 중심원리나 실습의 노하우는 무엇일까? 달리 말하면 그것은 몸학 교육이 효과를 발하는 인간이란 존재에 대한 의문이기도 하다.

물론 이 질문에 대한 대답은 이론적이지만 단순한 이론이 아니다. 몸학의 실습현장에서뿐만 아니라 과학적 연구에서 나온 근거가 뒷받침되는 이론이다. 그 대답은 이 책 전반을 통하여 발전시켜 온 '몸성(archesoma)' 이론이다. 이 이론에서 보면 모든 생명은 움직임을 수반하기 때문에 각각의 생명체는 공간 차원과 시간 차원에 의해 설명되는 단순한 움직임의 핵심을 가지고 있을 가능성이 있다. 몸성은 생명체의 행동에 기초가 되고 행위의 효율성을 결정하는 등 모든 종의 생명체가 공통으로 소유하는 기본적 움직임의 체계다. 생명의 소마는 그 형성과정부터 움직임의 통합적 시스템이기 때문에 제일 법칙이 효율성이 되는 4차원적 존재다. 따라서 생명의 진화는 생존을 위한 효율성과 이에 따른 적응 능력을 향상시키는 기능과 구조를 선택하는 효율성의 원리에 따라 이루어진다.

몸성은 다른 모든 종의 생물과 마찬가지로 인간에게도 강력한 영향을 미친다. 그리고 바퀴의 중심에 있는 바퀴통같이 인간 기능의 핵심에 위치하고 있다. 인간의 모든 기능(생리적, 심리적, 감성적 등)은 바로 그들의 핵에서 작용하는 몸성의 상태에 달려 있다. 그 상태가 좋으면 인간의 다양한 기능이 효과적이 되고 협응 능력이 좋아지며 나쁘면 문제가 생긴다. 몸성은 모든 구체적 움직임의 일반적 선행조건이다. 핵심에 문제가 생기면 생리적, 심리적 기능은 물론 감지력, 판단력, 그 밖의 모든 능력에도 문제가 생긴다.

이 원초적인 신경기능이 인간의 감각운동 체계의 중심무대를 지배하고 있다는 점을 기억해야 한다. 중추신경의 구조적, 기능적 심장부에 그 신경계가 위치하기 때문이다. 따라서 몸성의 상태는 움직임의 패턴을 보면서 객관적 관찰이 가능하고, 움직임 패턴과 내적으로 연결된 고유수용감각에 의해 주관적 관찰이 가능하다. 몸성의 패턴은 비언어적이다. 몸성은 그 기초 위에 형성된 언어적 문화화 과정의 바로 밑에 놓여 있다. 진 아이레스에 의해 알려진 바와 같이 몸성 기능이 잘 발달하지 않으면 인지 능력과 사고 능력에 문제가 생긴다. '마음'이라고 부르는 것은 바로 이 몸성의 중심에서 나오고 그 상태에 따라 효율 여부가 결정된다. 또한 마리안 체이스가 말한 바와 같이 정신적이고 감성적인 삶은 '몸성의 과정'을 있는 그대로 반영하고 있어서 이 과정을 개선시키면 정신적, 감성적 기능이 향상된다.

다양한 형태의 몸학 교육이 가정한 바에 의하면 몸성은 학습할 수 있고 움직임의 향상은 모든 인간 기능의 향상을 가져온다. 이렇게 몸성의 학습은 보편적이다. 그것은 어떤 특별한 기능을 학습하지는 않는다. 오히려 특별한 기능을 학습하고 수행하기 위한 가장 일반적 준비과정이라고 볼 수 있다. 가령 골프나 핸드볼은 특별한 목적을 위한 운동기술이지만 그 기술의 효율성 수준은 전적으로 몸성에 달려 있다. 몸성은 이렇게 골프나 핸드볼을 배우는 데 사용되는 감각운동기능의 움직임 범주, 협응관계, 균형감에 레퍼토리를 제공한다. 아무리 골프 기술을 향상시키려고 애써도 기술의 마지막 결정요인은 몸성이 될 것이다. 내적 감각과 제어 능력에 문제가 있으면 특정 기술의 수행 능력이 지장을 받기 마련이다. 아무리 열심히 특정 기술을 학습한다 하더라도 그 효율성의 수준은 결국 '서기' '대면하기' '핸들링'의 기능과 그것을 통합하는 '타이밍'의 기능에 달려 있다.

몸성의 비언어적 활동은 마음 이전에 존재한다. 자아감각의 비언어적인 영역에는 우리 의식이 도달하기 어렵다. 그 배경에 존재하기 때문이다. 따라서 그것은 무의식적인 것이 보통이다. 고유수용감각에 마비되어 있는 성인의 경우 몸성이 존재하고 있지 않은 것처럼 보인다. 이 경우는 의식 기능과 몸성 사이에 틈이 생긴 것이다. 이런 일이 벌어지면 몸성은 관찰 인도되지 못하여 비효율적으로 변한다.

이러한 변화는 인간을 부자연스럽고 불편하게 만들면서 몸 전체를 왜곡시키고 만다. 이러한 사건을 심리적 기능이나 생리적 구조의 문제로 다루면 치료가 거의 되지 않는다. 이 경우에는 몸성의 회복만이 해결책이다. 그 회복은 단지 몸성 기능을 깨워 움직임의 범주를 넓히고 협응성과 균형감을 되찾음으로써만 가능하다.

몸성이 생각하고 행동하고 반응하는 방식을 왜곡하면서 문제가 생기면 이러한 왜곡 현상은 불수의적으로 경험된다. 생리적, 감성적, 심리적 기능에 문제가 일어나는지 의식하지 못한 채 자동으로 일어난다. FI기법은 바로 이러한 불수의적, 무의식적 움직임을 찾아내고 그것을 수의적, 의식적으로 만드는 과정을 수반한다. 자아감각 능력이 상실된 사람에게 몸성은 마치 생물학적으로 분리된 세계에 사는 것처럼 무의식과 거의 동의어가 되어버린다. 그러나 우리의 자각 능력이 향상되면 몸성 기능은 의식으로 돌아오고 동시에 통제 가능해진다.

FI는 어떻게 이러한 변화를 만드는가?

먼저 최상의 각성 여건을 만들어야 한다. 이를 위해 문자 그대로 몸과 중추신경계를 고요하게 만들 필요가 있다. 우선 편안한 바닥에 몸을 수평으로 눕히고 중력과 수직관계에 들게 함으로써 신경계를 안정시킨다. 수평으로 누울 때 대부분의 수의적 움직임은 멈추게 된다. 결국, FI 전문가는 누워 있는 소마의 일정 부위를 움직임으로써 근육의 수축과 경련을 알아차리고는 몸성의 불수의적이고 무의식적인 활동을 발견할 수 있다.

FI 전문가는 새로운 각성과 새로운 수의적 통제의 탄생에 산파 역할을 한 셈이다. 그는 불수의적 움직임을 발견하는 조건을 찾아내고, 내담자와 동시에 이 움직임을 의식하게 된다. 내담자는 항상 놀라며 이렇게 이야기한다. "내 어깨가 이렇게까지 심하게 굳어 있는지, 등뼈가 이렇게 딱딱한지 정말 몰랐어요." 일단 내담자와 전문가가 왜곡된 불수의적인 움직임을 알아차리게 되면 감각운동기능의 통제를 더욱 넓혀나가는 학습과제로 넘어갈 수 있다.

FI 전문가가 가르치는 감각운동기능 향상 테크닉의 핵심은 내담자가 잊었거나 한 번도 배워본 적이 없는 움직임을 알아차리게 하려는 노력으로 모아진다. 다시 말해 전문가는 내담자의 운동 시스템이 되어 내담자가 자신의 의지로는 결코 수행해본 적 없는 패턴을 통해 사지와 근육을 움직인다. 내담자를 위해 운동 시스템의 작업을 정교하게 하여 그의 감각 시스템을 자극한다. 이 운동 시스템은 전문가의 도움이 아니면 결코 경험할 수 없는 것이다. 새로운 감각정보는 즉시 의식 수준의 새로운 운동 패턴을 만들어내는 안내자 역할을 하게 된다. 결국 FI의 목표는 감각운동기능의 통합을 통해 인간 존재를 통합하는 것이다.

인간만이 자신의 신체적 움직임을 내적으로 알아차릴 수 있는 유일한 존재다. FI와 다른 모든 형태의 몸학 교육은 이 인간 능력을 확대시켜 자신의 몸적 자각 능력을 향상시킨다. 뜨개질 바늘 두 개가 서로 얽혀 무언가 만들어내는 것처럼, 감각 시스템과 운동 시스템이 서로 얽혀 우리의 내적 활동과 감각각성 활동을 더욱 활발하게 한다. 이를 통해 자아각성이 활발해진다. 몸학 교육은 인간이 알아차림을 통해 인간의 쇠락과 죽음을 알게 되었듯이, 그 알아차림이 인간 성장에 영향을 주는 강력한 생물학적인 힘이라는 점을 분명히 한다.

| 참고문헌 |

Alexander, F. Matthias. *The Resurrection of the Body.* New York: Delta, 1969.
Ayres, A. Jean. "Occupational Therapy Directed Toward Neuromuscular Integration." In *Occupational Therapy*, edited by H. S. Willard and C. S. Spackman. 3rd ed., rev. Philadelphia: J. B. Lippincott Co. 1963.
———. *Sensory Integration and Learning Disorders.* Los Angels: Western Psychological Services, 1972.
Barlow, Wilfred. *The Alexander Technique.* Rochester, Vt.: Healing Arts Press, 1990.
Bartal, Lea, and Mira Ne'eman. *Movement Awareness and Creativity.* New York: Harper and Row, 1975.
Bertherat, Thérèse, and Carol Bemstein. *The Body Has Its Reasons.* Rochester, Vt.: Healing Arts Press, 1089.
Bogen, Joseph E. "The Other Side of the Brain Ⅰ: Dysgraphia and Dyscopia Following Cerebral Commissurotomy." *Bulletin of the Los Angeles Neurological Societies* 34(1969): 73-105.
———. "The Other Side of the Brain Ⅱ: An Appositional Mind." *Bulletin of the Los Angeles Neurological Societies* 34(1969): 13-62.
Bogen, Joseph E, and Glenda M. Bogen. "The Other Side of the Brain Ⅲ: The Corpus Callosum and Creativity." *Bulletin of the Los Angeles Neurological Societies* 34(1969): 191-220.
Brooks, Charles V. W. *Sensory Awareness: The Rediscovery of Experiencing.* New York: Harper and Row, 1974.
Brown, Barbara. *New Mind, New Body.* New York: Harper and Row, 1975.

———. *Stress and the Art of Biofeedback*. New York: Harper and Row, 1977.

Chaiklin, Harris, ed. *Marian Chace: Her Papers*. New York: American Dance Therapy Association, 1975.

Costonis, Maureen N., ed. *Therapy in Motion*. Urbana, Ill.: University of Illinois Press, 1978.

Darwin, Charles. *The Expression of the Emotions in Man and Animals*. Chicago: University of Chicago Press, 1965.

Davis, Roland C. "Patterns of Muscular Activity During 'Mental Work' and Their Constancy." *Journal of Experimental Psychology* 24(1939): 451–65.

Delacato, Carl H. *The Treament and Prevention of Reading Problem: The Neuro-Psychological Approach*. Springfield, Ill.: Charles C. Thomas, 1959.

———. *Neurological Organization and Reading*. Springfield, Ill.: Charles C. Thomas, 1969.

EiblEibesfeldt, Irenaus. *Ethology: The Biology of Behavior*. New York: Holt, Rinehart and Winston, 1970.

Feldenkrais, Moshé. *Judo*. London: Frederick Warne, 1942.

———. *Higher Judo. 3 vols*. London: Frederick Warne, 1942.

———. *Body and Mature Behavior*. New York: International Universities Press, 1950.

———. *Awareness Through Movement*. New York: Harper and Row, 1972.

———. *Adventures in the Jungle of the Brain: The Case of Nora*. New York: Harper and Row, 1977.

Gardner, Martin. *The Ambidextrous Universe: Left, Right and the Fall of Pariety*. New York: Mentor Books, 1964.

Hanna, Thomas. "The Living Body: Nexus of Process Philosophy and Existential Phenomenology." *Soundings* 52, no. 3(Fall 1969): 323–33.

———. *Bodies in Revolt: A Primer in Somatic Thinking*. New York: Holt, Rinehart and Winston, 1970.

———. "The Project of Somatology." *Journal of Humanistic Psychology* 13, no. 3(Summer 1973): 3–14.

─── . "Three Elements of Somatology." *Main Currents in Modern Thought* 31, no. 3(January-Feburary 1975): 82-87.

─── . "The Field of Somatics." *Somatics 1*, no. 1(Autumn 1976): 30-34.

─── . "The Somatic Healers and the Somatic Educators." *Somatics 1*, no. 3(Autumn 1977): 48-52.

─── . ed. *Explorers of Humankind*. San Francisco: Harper and Row, 1979.

Jacobson, E. *Progressive Relaxation*. 2d ed. Chicago: University of Chicago Press, 1938.

─── . *Modern Treatment of Tense Patients*: Springfield, Ill.: Charles C. Thomas, 1970.

King, Lorna Jean. "A SensoryIntegrative Approach to Schizophrenia." *The American Journal of Occupational Therapy* 28, no. 9(October 1974): 529-36.

Lorenz, Konard. "The Evolution of Behavior." *Scientific American* 199, no. 6(1958): 67-78.

─── . *On Aggeression*. New York: Harcourt, Brace and World, 1963.

Luce, Gay Gaer. *Biological Rhythms in Psychiatry and Medicine*. Washington, D. C.: National Institute of Mental Health, 1970.

─── . *Body Time: Physiological Rhythms and Social Stress*. New York: Pantheon Books, 1971.

McGuigan, F. J. "Covert Oral Behavior During the Silent Performance of Language Tasks." *Psychological Bulletin* 74(1970): 309-26.

Malmo, Robert B. *On Emotions, Needs, and Our Archaic Brain*. New York: Holt, Rinehart and Winston, Inc., 1975.

Monod, Jacques. *Chance and Necessity*. New York: Alfred A. Knopf, 1972.

Penfield, W., and L. Roberts. *Speech and BrainMechanisms*. Princeton, N. J.: Princeton University Press, 1959.

Pribram, Karl. "Human Consciousness and the Functions of Brain." *Somatics* 1, no. 2(Spring 1977): 5-70.

─── . *Languages of the Brain: Experimental Paradoxes and Principles in*

Neuropsychology. Englewood Cliffs, N. J.: PrenticeHall, 1971.

Schoop, Trudi. *Won't You Join the Dance?* Palo Alto, Calif.: Mayfield Publishing Company, 1974.

Selye, Hans *The Stress of Life*. New York: McGrawHill Book Co., 1956.

———. *Stress Without Distress*. New York: J. B. Lippincott Co., 1974.

Sherrington, Charles. *The Integrative Action of the Nervous System*. New Haven: Yale University Press, 1906.

———. *Man on His Nature*. Garden City, N. Y.: Doubleday and Co., 1940.

Smith, S. M., H. O. Brown, J. E. P. Toman, and L. S. Goodman. "The Lack of Cerebral Effects of dtubocuranine." *Anesthesiology* 8(1974): 1–14.

Sperry, Roger W. "Neurology and the MindBrain Problem." *American Scientist* 40(1952): 291–312.

———. "Psysiological Plasticity and Brain Circuit Theory." In *Biological and Biochemical Bases of Behavior*, edited by H. F. Harlow and C. N. Woolsey. Madison: University of Wisconsin Press, 1958.

———. "Some Developments in Brain Lesion Studies of Learning." Federation Proceedings 20, pt. 1(1961): 601–16.

Sperry, Roger W., and Michael S. Gazzaniga. "Language Following Surgical Disconnection of the Hemispheres." In *Brain Mechanisms Underlying Speech and Language*, edited by C. H. Millikan and F. L. Darley. New York: Grune and Stratton, 1967.

Wallerstein, H. "An Electromyographic Study of Attentive Listening." *Canadian Journal of Psychology* 8(1954): 228–38.

Wittrock, M. C. ed. *The Human Brain*. Englewood Cliffs, N. J.: PrenticeHall, 1977.

부드러운 움직임의 길을 찾아
토마스 하나의 생명의 몸

1판 1쇄 인쇄 2013년 5월 24일
1판 1쇄 발행 2013년 5월 31일

지은이 토마스 하나
옮긴이 김정명
펴낸이 김종현

펴낸곳 소피아
주소 경기도 고양시 일산동구 장항동 778 보보카운티 428호
전화 031-902-5419 팩스 031-902-5418
이메일 kj9694@hanmail.net
출판등록 1995년 9월 22일(제1-1932호)
인쇄 대원문화사 제본 천일제책
편집 고태화 디자인 이대일

ⓒ 김정명, 2013

값 15,000원
ISBN 978-89-89080-24-4 03180